Dr. Martin Weiß

Muskelkraft ist die stärkste Medizin

Dr. Martin Weiß

Muskelkraft ist die stärkste Medizin

GESUND UND FIT DURCH MEDIZINISCHE KRÄFTIGUNGSTHERAPIE

MIT EINEM VORWORT VON WERNER KIESER

Lüchow

Hinweis: Die Informationen in diesem Buch sind sorgfältig und nach bestem Wissen recherchiert. Eine Garantie kann von Autor und Verlag dennoch nicht übernommen werden; eine Haftung für Personen-, Sach- und Vermögensschäden ist ausgeschlossen. In medizinischen Fragen ist der Rat Ihres Arztes oder Heilpraktikers maßgebend.

Dr. Martin Weiß:
Muskelkraft ist die stärkste Medizin

www.luechow-verlag.de

Illustrationen:
Geoffrey Cox, Wildlife Artist
Umschlagbild:
Digital Vision/Getty Images
Satz: de·te·pe, Aalen
Druck: Westermann Druck Zwickau GmbH

www.weltinnenraum.de

Bibliografische Information der Deutschen Nationalbibliothek:
Die deutsche Nationalbibliothek verzeichnet diese Publikation in der Deutschen Nationalbibliografie; detaillierte bibliografische Daten sind im Internet über http://dnb.d-nb.de abrufbar.

4. Auflage 2013

ISBN 978-3-89901-329-0

Dieses Buch wurde auf 100 % Altpapier gedruckt und ist alterungsbeständig. Weitere Informationen hierzu finden Sie unter www.weltinnenraum.de

INHALT

DANKSAGUNG

Bedanken möchte ich mich vor allem bei meiner Frau und meinen Kindern. Sie haben noch mehr als sonst auf mich verzichtet und mir jede Freiheit eingeräumt, dieses Buch zu schreiben. Meine Frau hat mir zudem »über die Schulter geschaut« und geholfen, die nötige Sachlichkeit zu bewahren. Danken möchte ich Holger Richter, der mir in den Bergen ein Refugium zur Verfügung gestellt hat, in dem ich die Ruhe fand, die so ein Projekt braucht. Mein besonderer Dank gilt meinen medizinischen Lehrern, die hier in der Reihenfolge genannt sind, in der sie Einfluss genommen haben auf meinen beruflichen Werdegang: Alfons Macke, Gerhard Marx, Richard Gmelin, Hans-Rainer Hannemann und Anton Hack. Bei Anton Hack habe ich erfahren, dass man an einem Tag mehr lernen kann als in Jahren zuvor. Auch dem Verlag, besonders Herrn Ulrich Magin, danke ich für die geduldige und verständnisvolle Begleitung des Projekts.

Martin Weiß

VORWORT

Jeder Berufstätige hat ein Bild von seinem Beruf – sein »Berufsbild« eben –, so auch der Arzt. Als meine Gattin und ich befreundeten Arztkollegen meiner Frau vor dreißig Jahren die Rückentherapie mit Kräftigungsübungen vorstellten, wurden die damit erzielten spektakulären Erfolge von der fachlichen Seite her kaum diskutiert. Vielmehr interessierte offenbar die Frage, ob es sich hier um Medizin oder um etwas anderes handle. Es gab Argumente wie: »Das ist doch keine Medizin, eine Rumpfmedizin vielleicht oder eine Art technische Gymnastik.« Dass mit dem Verfahren medizinische Probleme größten Ausmaßes gelöst werden könnten, wurde allerdings nicht angezweifelt.

Es braucht Ärzte, die den Mut haben, die Grenzen ihres Berufsbildes zu überschreiten und sich auf den eigentlichen Zweck ihrer Tätigkeit zu besinnen: dass es eigentlich darum geht, die Menschen von körperlichen Übeln zu befreien, ihre Leiden zu lindern, ungeachtet dessen, ob die dazu verwendeten Verfahren nun »anerkannt«, »standesgerecht« oder wie auch immer legitimiert sind oder eben (noch) nicht. Dem Grundsatz: »Wer heilt, hat Recht«, muss Priorität eingeräumt und Aufmerksamkeit geschenkt werden, ohne Rücksicht auf etablierte Lehrmeinungen oder »Autoritäten«.

Neues entsteht aus der Verbindung von bereits Bestehendem. »Medizin« und »Körperkultur« sind zwei Welten mit unterschiedlichem Menschenbild, einer unterschiedlichen Berufsauffassung und einer ebensolchen Bedeutung. Diese beiden Welten zu verbinden ist nicht einfach – eine Verbindung wird aber etwas Neues hervorbringen, das sich gewinnbringend auf beide Fachgebiete auswirkt. Diese neue Disziplin sieht ihren Auftrag nicht allein darin, den Menschen wieder arbeitsfähig zu machen, sondern ihm darüber hinaus auch mehr Lebensqualität zu ermöglichen. Sie will den gesunden Menschen nicht nur für spezifische Leistungen ausbilden – wie die Disziplinen der Körperkultur, also Sport- und Trainingswissenschaft –, das körperliche Training soll vielmehr als vorbeugende und therapeutische, als heilende Maßnahme dienen.

Dr. Martin Weiß hat als erfahrener Arzt schon früh das therapeutische Potenzial des Krafttrainings erkannt und in die Praxis umgesetzt. Seine Beobachtungen an Patienten und seine umfangreiche Erfahrung als Therapeut liegen nun in Form dieses Buches vor. Ich wünsche dem mutigen Werk eine große Verbreitung.

Werner Kieser

EINFÜHRUNG

Es liegt vor allem an Ihnen, ob Sie gesund und leistungsfähig sind, denn Ihr persönlicher Lebensstil entscheidet über Ihr Wohlbefinden. Zu viele Menschen aller Altersgruppen leiden an schmerzhaften Störungen des Bewegungsapparats und geringer körperlicher Belastbarkeit. In *Muskelkraft ist die stärkste Medizin* erfahren Sie, was Sie selbst für die Gesundheit Ihres Rücken, Ihrer Knochen und Gelenke, für Ihren Stoffwechsel … und auch für Ihr seelisches Wohlergehen tun können.

Sollten Sie allerdings krank sein, nutzt Ihnen der Ruf nach wirksamer Vorbeugung nichts. Dann brauchen Sie Ärzte und Therapeuten, die zur rechten Zeit das Nötige tun und Überflüssiges oder Schädliches unterlassen. Hier gibt es kein »richtig und falsch«. Jeder Arzt schaut durch seine Brille, ist geformt durch die »medizinische Schule«, aus der er kommt, und geprägt durch seine persönlichen Erfahrung. Und so werde ich Sie in diesem Buch einmal durch meine Brille schauen lassen, wenn es darum geht, Rücken- und Gelenkleiden zu verstehen und daraus Schlüsse zu ziehen, wie Sie diesen quälenden und oft unnötigen Leiden vorbeugen und sie behandeln können.

In *Muskelkraft ist die stärkste Medizin* geht es darum, wie Sie gesund bleiben und gesund werden können. Dabei richte ich meinen Blick auf Rücken, Knochen und Gelenke und auf die Muskulatur als Stoffwechselorgan. Rückenkranke sind oft unzufrieden mit dem Erfolg der ärztlichen Behandlung; diese Unzufriedenheit der Betroffenen teilen viele Ärzte, Arbeitgeber und Krankenkassen. Wir alle investieren viel Geld – rund 25 Milliarden Euro jährlich – für chronische Rücken- und Gelenkleiden. Durch wirtschaftliche und sozialpolitische Entwicklung, fehlende Vorbeugung und ineffektive medizinische Maßnahmen werden die Kosten in Zukunft noch weiter ansteigen.

Wir wissen aber, dass ein wichtiger Schlüssel für erfolgreiche Vorbeugung und Therapie die Wertschätzung der Muskulatur ist: Sie ist weit mehr als Stell- und Bewegungsmotor des Skeletts, nämlich das größte Stoffwechselorgan des menschlichen Körpers. Funktionierende Muskeln sind durch nichts zu ersetzen. Ich werde ihren Aufbau und ihre Funktionsweise hier anschaulich darstellen und Sie auf diese Weise, das hoffe ich, zum Handeln bringen.

Muskelkraft ist die stärkste Medizin sucht den Dialog. Meine zwanzig Jahre Erfahrung in der Behandlung von Rücken- und Gelenkleiden lassen mich an der Wirksamkeit häufig durchgeführter Maßnahmen in Allgemeinmedizin, Orthopädie und Rehabilitation zweifeln. Nicht zuletzt kritisiere ich den voreiligen Einsatz aufwändiger Untersuchungsverfahren, Operationsindikationen und die oft schlechte Vorbereitung auf die Operationen an Rücken und Gelenken. Was am Halte- und Bewegungsapparat als »gesund« und was als »krank« zu bezeichnen ist, darüber klaffen die Ansichten weit auseinander. Doch für den Erfolg einer Behandlung ist es entscheidend, ob die »richtige« Diagnose gestellt und ein vernünftiger therapeutischer Weg gewählt wird.

Unsere Medizin ist wissenschaftlich ausgerichtet – und das ist gut so. Medizin ist aber immer auch »Erfahrungsheilkunde«. Und hier liegt der Knackpunkt: In den orthopädischen Kliniken werden schwere Störungen des Halte- und Bewegungsapparats behandelt. Operative Verfahren stehen dabei im Vordergrund. Doch in der Praxis des niedergelassenen Orthopäden spielen andere Leiden die Hauptrolle, wobei sich bei einem Großteil der Patienten keine wesentlichen Veränderungen an Knochen und Gelenken nachweisen lassen. Wo aber kommen die Beschwerden her, wenn »die (technischen) Befunde« zeigen, dass alles in Ordnung ist? Hier zeigt die

Erfahrung in der Praxis, dass die Schmerzen oft durch verklemmte Wirbelgelenke, gereizte Sehnenansätze und verspannte Muskeln verursacht werden. Und viele dieser Befunde werden übersehen, da man sie in der klinischen Medizin nicht ausreichend beachtet. Das gilt vor allem für verklemmte Wirbelgelenke, die nur mit geübten Fingern und wenn der Arzt sich genügend Zeit für die körperliche Untersuchung nimmt aufgespürt werden.

Ob eine Arthrose des Kniegelenks vorliegt, ein *Meniskus* verletzt, die Wirbelsäule krumm ist oder die Bandscheiben degeneriert sind, das interessiert Ihren Arzt. Viel weniger Aufmerksamkeit schenkt er der Funktion von Muskeln und Gelenken. Und hierin liegt eine Ursache für schlechte Behandlungserfolge. In der Architektur ist die Form der Funktion untergeordnet. *Form follows function*, sagt man. In der Medizin hingegen lässt der Streit über gestörte oder intakte Funktion, und welche Bedeutung die Funktion überhaupt hat, die verschiedenen Denkrichtungen aufeinander prallen. Es ist ein ungleicher Kampf. Und die Vertreter jener Medizin, die sich hauptsächlich an der gestörten Form, der *Pathomorphologie*, orientieren (und operieren), sitzen in den Universitäten und in den Kliniken, in denen Fachärzte ihre Weiterbildung erhalten.

Die Gründe für die Polarisierung der Meinungen liegen im Wesen der Wissenschaft. Sie verlangt nach objektiven Daten. Was wir messen, wiegen, berechnen und in Bildern darstellen, zählt. Es ist wiederholbar und überprüfbar. Die Bewertung, ob Muskeln und Gelenke »regelrecht« oder »gestört« sind in ihrer Funktion, ist technisch (noch) nicht möglich. Ob sich ein Rippen- oder Wirbelgelenk normal bewegt oder ob es »blockiert« ist, das kann kein Apparat feststellen. Und so bleibt es ärztliche und therapeutische Aufgabe, einer gestörten Funktion auf die Spur zu kommen. Für das »Röntgenauge« ist Muskulatur ebenso unsichtbar wie die verminderte oder aufgehobene Beweglichkeit der Beckengelenke. Unglücklicherweise ersetzt das »technische Auge« des Arztes zunehmend das klassische ärztliche Handeln, das auch heute noch in gründlicher Anamnese, exakter körperlicher Untersuchung, sinnvoll ausgewählten technischen Untersuchungen und einer abschließenden Analyse besteht, in der alle Befunde in ihrer Bedeutung gewürdigt und in sinnvolles ärztliches Handeln umgesetzt werden.

Diese Zusammenhänge erklären, dass etwa 90 Prozent aller Rückenschmerzen als »unspezifisch« eingestuft werden, also ohne präzise Diagnose. Würden aber Funktion und Form, wie oben beschrieben, gleichwertig analysiert, gelänge eine exakte Diagnose bei wenigstens acht von zehn Rückenpatienten. In der Medizin ist das Zusammenspiel von Forschung und Praxis unentbehrlich. Medizinische Wissenschaft ohne Praxisbezug geht an den Problemen der Menschen vorbei. Praxismedizin ohne Begründung und Überprüfung durch die Forschung verliert den sicheren Boden. Sie wird zu einer medizinischen Ideologie, von der es unzählige gibt. Praktische Erfahrung *und* wissenschaftliche Forschung sind unersetzliche Quellen ärztlichen Handelns.

Deshalb folge ich der »Einladung« von Professor Grönemeyer, der das lesenswerte Werk *Mein Rückenbuch* geschrieben hat. Er fordert auf, an fest gemauerten Dogmen der Schulmedizin *und* der Naturheilkunde zu rütteln. Er wirbt für die Anerkennung der Erfolge der jeweils »anderen« Seite. Zuhören, lernen und Neues ausprobieren – das sind die Meilensteine auf dem Weg zu einer besseren Medizin. Und wenn wir Ärzte und Therapeuten uns darauf besinnen, dass nicht Wissenschaftler, Ärzte und Therapeuten im Mittelpunkt stehen, sondern die Patientinnen und Patienten, sollte es leicht fallen, dieser Aufforderung nachzukommen. In diesem Sinn suche ich den Dialog.

Meine tägliche Erfahrung mit einer funktionell ausgerichteten Medizin am Halte- und Bewegungsapparat zeigt mir, dass es Alternativen zum üblichen Vorgehen in Praxis, Klinik und Reha gibt. Und das hat sich für mich durch die Begegnung mit dem Kieser Training verdichtet. Im Streben, die mit ärztlichen Mitteln wohl meist erzielbaren, aber oft bedauerlicherweise nur kurzfristigen Erfolge auf Dauer zu festigen, habe ich präventives und therapeutisches Krafttraining in meine Praxisarbeit aufgenommen. »Kräftigungsmedizin« ist so nicht nur bei chronischen Schmerzen zu meinem wichtigsten Werkzeug geworden. Bei vielen (Zivilisations-) Krankheiten und Funktionseinbußen ist Kräftigungstherapie ein überzeugendes Heilmittel. Im Zusammenwirken von engagierter, funktionell ausgerichteter ärztlicher Arbeit und Kräftigungsmedizin entsteht etwas ganz Neues: Wir erleben die Entwicklung einer differenzierten Trainingsmedizin, die bei häufig auftretenden und sonst schlecht therapierbaren Leiden zuverlässig wirkt. In der Prävention vieler Krankheiten des Halte- und Bewegungsapparats und wichtiger Stoffwechselleiden ist die Wirksamkeit von Kieser Training allen mir bekannten Vorbeugemaßnahmen weit überlegen.

Es gibt jedoch heute noch keinen wissenschaftlichen Konsens über den Stellenwert von gesundheitsorientiertem und therapeutischem Krafttraining. Aber es gibt gewichtige Stimmen für eine Neuorientierung in Prävention (vorbeugende Maßnahmen) und Therapie: Prof. Dr. med. Dr. h. c. Wildor Hollmann, der Ehrenpräsident des Weltverbandes für Sportmedizin (FIMS) und der Deutschen Gesellschaft für Sportmedizin und Prävention (DGSP), stellte in einem Vortrag über die »Perspektiven einer zukunftsorientierten Medizin«[1] die Bahn brechenden Arbeiten von Maria Fiatarone[2] heraus. Sie hatte als erste Forscherin in den 1980er-Jahren die unerwartet positiven Wirkungen von Krafttraining an Hochbetagten belegt. Muskelschwund im Alter kann durch effektives Training also nicht nur vermieden werden. Mit Krafttraining können sich Menschen jeden Alters ihre Kraft zurückerobern. Von allen Forschern, die sich ernsthaft mit Krafttraining befassen, wird neben der Effektivität die sehr gute Verträglichkeit in allen Altersgruppen bestätigt. Prof. Dr. med. Dieter Jeschke vom Lehrstuhl für Präventive und Rehabilitative Sportmedizin der TU München schreibt im Deutschen Ärzteblatt[3]:

1 Vortrag in der Klinik St. Irmingard in Prien im Jahr 2000

2 Fiatarone, M. A., und Evans, W. J. »Exercise in the oldest old«, in *Topics in Geriatric Rehabilitation* 5. 1990, Seite 63–77

3 *Deutsches Ärzteblatt* Nr. 12, 19. März 2004, Seite 789–798

Für Erwachsene im mittleren Lebensalter und rüstige Ältere haben […] auf eine Verbesserung der Ausdauer abzielende Ratschläge durchaus ihre Berechtigung. Sie übersehen aber, dass bei jahrzehntelanger körperlicher Inaktivität die eingeschränkte neuromuskuläre Funktion zur vordergründigen Problematik der motorischen Leistungsfähigkeit wird. Sie bedarf primär der Verbesserung durch fachkompetent angeleitete Trainingsprogramme mit den Schwerpunkten Ganzkörpergymnastik und Kraftaufbau der gesamten Skelettmuskulatur. Den besonderen Stellenwert des Krafttrainings selbst für chronisch Herzkranke hat unlängst die Sektion »Rehabilitation und Behindertensport« der Deutschen Gesellschaft für Sportmedizin und Prävention hervorgehoben. Erst bei suffizienter neuromuskulärer Funktion sind ausdauernde Belastungen moderater Art und über längere Dauer und ohne Risiko durchführbar.

Damit stellt Professor Jeschke fest, dass Muskelkraft die notwendige Basis für Sport und andere Ausdauerbelastungen ist und diese nur einem ausreichend kräftigen Körper zumutbar sind. Kraft ist eine Grundfunktion. Sie bildet das Fundament für jede Art körperlicher Aktivität. Kraft ermöglicht Bewegung und reduziert die mit Bewegung verknüpften Risiken – nicht nur im Sport. Das gilt in der Jugend, im Erwachsenenalter und im Alter, wobei alte Menschen besonders hart davon betroffen sind: Sie haben durch körperliche Schonung den größten Teil ihrer Muskeln eingebüßt, die sie aber wegen anderer Handicaps jetzt noch dringender brauchen als in jungen Jahren.

Auch Sie können die Last des Alltags (er)tragen. Wie es Ihnen geht, haben Sie dabei weitgehend selbst in der Hand, denn unabhängig von Ihrem Alter steht und fällt Ihre Leistungsfähigkeit, Ihre Beweglichkeit, die Festigkeit Ihrer Knochen, Ihre Haltung, Ihre Figur und Ihr Aussehen mit der Qualität Ihrer Muskeln. Ob Ihr Rücken schmerzt oder sich gut anfühlt, hängt stark von seiner Stabilität ab. Und diese Stabilität schenken ihm funktionstüchtige Muskeln.

Knochen, Gelenke, Sehnen und Muskeln tragen Sie durchs Leben. Funktionsfähigkeit und Belastbarkeit sind keine Geschenke der Natur. Sie entstehen durch ausgelebten Bewegungsdrang in Kindheit und Jugend und bleiben nur in einem körperlich aktiven Leben erhalten. Ein belastbarer Stütz- und Bewegungsapparat war früher beinahe selbstverständlich. Er entwickelte sich in Kindheit und Jugend durch tägliche Beanspruchung und blieb ein Leben lang kräftig genug. Das hat sich geändert. Die Entwicklung belastbarer Strukturen in Kindheit und Jugend ist durch passive Lebensgewohnheiten in dieser Lebensphase gefährdet und noch mehr der Erhalt über eine länger werdende Lebensspanne. Ich werde Ihnen die überraschend einfache Lösung für viele Probleme aufzeigen, die aus einem Mangel an stabilisierender und bewegender Kraft resultieren.

Bei der *Kraftmedizin* geht es aber auch um die Zukunft: Der körperliche Verfall eines großen Teils unserer Jugend schreitet voran. Nicht nur der messbare Leistungsverlust bei körperlichen Anforderungen und die zunehmende Haltungsschwäche beunruhigen. Die Muskulatur ist, wie bereits erwähnt, das größte Stoffwechselorgan des Menschen. Wird sie schon in der Kindheit wenig genutzt, bleibt das nicht ohne Folgen. »Alterszucker« trat früher nur selten vor dem vierzigsten Lebensjahr auf. Heute wird diese Erkrankung in der zivilisierten Welt immer öfter auch schon bei Kindern erkannt. Mit seltener Einigkeit warnen Wissenschaftler, Ärzte und Pädagogen seit Jahren vor den Folgen für eine Generation, die ihren Körper zu vergessen droht. An Appellen fehlt es nicht, doch wirksame Maßnahmen – etwa die tägliche Stunde Schulsport – fehlen, weil sie zu teuer erscheinen. Es stellt sich allerdings die Frage, ob unsere Gesellschaft sich eine schwache Jugend überhaupt leisten kann. Mit Sicherheit aber kann sie sich die Osteoporose-Kranken nicht leisten, wenn die Prognosen der Experten auch nur halbwegs zutreffen: Knochenbrüche bei Osteoporose werden sich in den nächsten dreißig Jahren verdoppeln. Das ist tragisch für die Betroffenen und teuer für die Gemeinschaft der Versicherten. Und tragisch ist es vor allem deshalb, weil Osteoporose heute vermeidbar und, bei rechtzeitiger Diagnose, auch heilbar ist.

Ihnen, liebe Leserinnen und Leser, wünsche ich Freude, Gesundheit und Leistungskraft von der Jugend bis ins Alter. Gestalten Sie Ihre persönliche Gesundheitsreform!

Dr. Martin Weiß

TEIL I

DIE GRUNDLAGEN VERSTEHEN

1. FORM UND FUNKTION

DIE FACHBEGRIFFE VERSTEHEN

Um das Zusammenwirken von »Form« und »Funktion« verstehen zu können, brauchen wir Klarheit über wichtige Begriffe. Medizinische Fachausdrücke werden im Text allenfalls neben den deutschen Bezeichnungen verwendet. An dieser Stelle möchte ich Ihnen deutlich machen, was ich unter einer Störungen der »Form« und der »Funktion« bei Rücken- und Gelenkleiden verstehe.

Ein Beispiel

Wenn an Ihrem Fahrrad die Kette von jahrelangem Gebrauch und mangelnder Pflege abgenutzt und rostig ist, kann das Rad trotzdem noch problemlos funktionieren. Der sichtbare und mit Spezialwerkzeug messbare Verschleiß gibt wenig Auskunft darüber, wie das Fahrrad läuft. Umgekehrt wird trotz bester Ausstattung jede Tour zur Qual, wenn die Schaltung verstellt ist. Rost und Verschleiß stehen für Arthrose und andere mit technischen Mitteln darstellbare krankhafte Befunde. Die falsch eingestellte Schaltung entspricht der gestörten Funktion, zum Beispiel einer Gelenkblockade.

Unübersichtlicher wird es, wenn Form *und* Funktion »Beschwerden« verursachen. Aber auch dann findet der Arzt – oder Fahrradmechaniker – Mittel und Wege, wie das Problem zu lösen ist, sofern er über genügend Kenntnisse, Erfahrung und Fingerspitzengefühl verfügt. Vom Mechaniker erwarten Sie, dass er Ihr Rad nicht nur anschaut, dass er Ihr Gefährt »untersucht« und herausfindet, welches Teil defekt ist (Arthrose) oder nicht funktioniert (Blockade).

In der Medizin hat ein anderes Vorgehen Einzug gehalten: Hier wird mit immer aufwändiger werdenden Mitteln »geschaut«. Computertomographie und Kernspintomographie liefern ein immer genaueres Abbild der Form mit ihren krankhaften Abweichungen *(Pathomorphologie).* Die körperliche Untersuchung, mit der allein das »regelrechte« Funktionieren vor allem der kleinen Gelenke zu ergründen ist, wird zu oft für entbehrlich gehalten. Doch solange uns Apparate nur über die Form unterrichten, nicht aber über die Funktion, ist die körperliche Untersuchung durch den Arzt ebenso unersetzbar wie die Untersuchung des Fahrrads durch den Mechaniker.

Ein weiteres für das Verständnis wichtiges Begriffspaar sind »Bewegung« und »Belastung«. »Sie sollten sich mehr bewegen!«, reicht als Empfehlung nicht, wenn vorbeugende oder therapeutische Ziele verfolgt werden. Bewegung hat erst durch die mit ihr verknüpfte Belastung eine Wirkung auf Muskeln, Sehnen, Knochen, Knorpel und auf das Herz-Kreislauf-System. Die Art der Belastung und ihr Ausmaß – die »Dosierung« – bestimmen über die Effektivität der Bewegung.

Auch hier hilft ein Beispiel, diese Unterscheidung zu verstehen: Gehen Sie flotten Schrittes bergab und bergauf, so unterscheidet sich die Bewegung nur geringfügig. Die Unterschiede in der Gelenkbelastung und in der Trainingswirksamkeit sind dagegen enorm: Bergauf werden einzelne Muskeln, Herz und Kreislauf stark beansprucht und effektiv trainiert. Die Gelenkbelastung ist gering. Bergab leisten die Muskeln bei geringem Trainingseffekt überwiegend Bremsarbeit, die Gelenke werden stark belastet, Herz und Kreislauf profitieren kaum. Um Bewegung nutzbar zu machen, braucht sie eine definierte Qualität. Diese abzustimmen auf individuelle Ziele in Vorbeugung und Therapie ist Aufgabe von Therapeuten und Ärzten.

Eine kleine Entwicklungsgeschichte

Wie bei Herz, Leber und Nieren werden die Bauteile des Stütz- und Bewegungsapparats nach dem genetischen Plan angelegt. Während der Entwicklung im Mutterleib wird jedes Gewebe großzügig mit Blut versorgt, es sind also reichlich Nährstoffe vorhanden, und für den Abtransport von Schadstoffen ist gesorgt. Das gilt auch für Bandscheiben und Gelenkknorpel. Vor der Geburt sind diese Gewebe also noch nicht auf den ständigen Wechsel von Be- und Entlastung angewiesen, der später für ihre Ernährung sorgt. Der himmlische Zustand der Schwerelosigkeit im Fruchtwasser stört den Aufbau später tragender Struktur aber nicht. Muskeln folgen dem gleichen Baumuster und werden sogar vor der Geburt schon trainiert. Wie beim Schwimmen setzt das Fruchtwasser der Bewegung Widerstand entgegen, das heißt, die Muskulatur ist einem Trainingsreiz ausgesetzt.

Nach der Geburt beginnt für das Neugeborene harte Arbeit: Es muss bei seinen Bewegungen Reibung und Schwerkraft überwinden und es wird nicht mehr einfach über die Nabelschnur mit Sauerstoff und Nährstoffen versorgt. Das Kind muss selbst atmen, kauen, schlucken und, was es zu sich nimmt, auch verdauen. Besonders heikel wird die Ernährung der Gewebe, die nach Geburt ihre Blutversorgung verlieren: Im Kindergartenalter verkümmern die Blutgefäße der Bandscheiben. Ihre Ver- und Entsorgung geschieht dann nur noch über den unentwegten Wechsel von Be- und Entlastung – viel Bewegung und ausreichende Ruhephasen sind also wichtig. Das Knorpelgewebe saugt in Ruhe Wasser und Nährstoffe wie ein Schwamm auf und scheidet unter Belastung Wasser und die Abfallstoffe des Stoffwechsels aus.

DIE FORM FOLGT DER FUNKTION

Die frühe Form der Knochen, Knorpel, Gelenke und Muskulatur ist wenig ausgeprägt. Sie sind ein zartes Gerüst, das über Jahre geformt wird. Die Erbanlagen stellen das Potenzial für diese Entwicklung bereit, äußere Reize gestalten die Form, wobei der gleiche äußere Reiz – je nach Geschlecht und Veranlagung – eine andere Wirkung zeitigt und der »geborene Athlet« ohne äußere Reize genauso verkümmert wie der schlanke Schwächling.

Muskeln setzen an den Knochenhöckern an. Intensive und häufige Zugbelastung sind der Reiz zum Aufbau belastbarer Substanz. Der Muskelzug wirkt nicht nur lokal am Ansatz der Sehne, sondern über die Biegebelastung auf den ganzen Knochen. Architekten und Statiker müssen alle denkbaren Belastungen, die auf ein Bauwerk einwirken, voraussehen und in die Konstruktion einfließen lassen. Die Natur ist dabei oft ihr Lehrmeister, denn im lebendigen Knochen passen sich die tragenden Strukturen ein Leben lang immer wieder neu an die auf sie einwirkenden Kräfte an. Die Statik des Knochens – sein Tragwerk – befindet sich in ununterbrochenem Wandel: Wenig beanspruchte Knochenbälkchen[4] werden von Fresszellen *(Osteoklasten)* abgebaut, belastete Bälkchen werden durch Aufbauzellen *(Osteoblasten)* verstärkt.

Eine veränderte Belastung, etwa das Tragen von Schuhen mit hohen Absätzen, führt schon innerhalb weniger Wochen zu einer Neuausrichtung der Knochenbälkchen; die innere Form passt sich an die aktuelle Beanspruchung an. Architekten und Statiker können nur davon träumen, Form und Funktion auf eine so vollkommene Weise in Einklang zu bringen. Die ununterbrochene Anpassung tragender, haltender und bewegender Substanz findet bei unseren Lebensbedingungen allerdings auch in umgekehrter Richtung statt: Reduzierte körperliche Beanspruchung führt zu einer immer geringeren Belastbarkeit in Beruf, Freizeit und beim Sport.

4 schwammartiges Gerüst im Inneren des Knochens, innere Substanz

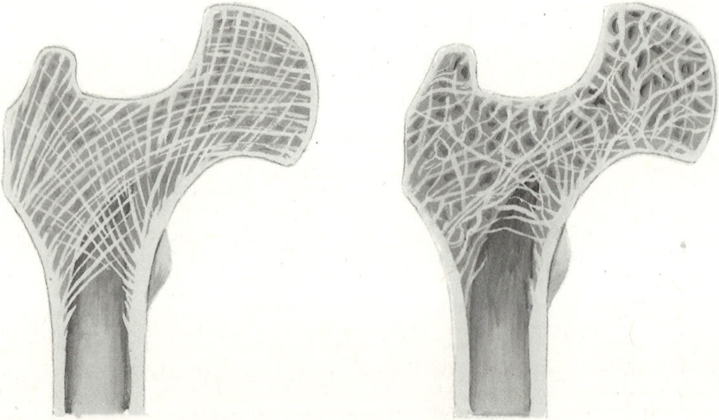

Verlauf der Traglinien im belasteten Knochen – links bei einem jungen, rechts bei einem älteren Menschen

Mit jahrelangem Training vergrößern sich die Tragflächen der Wirbelkörper, die Knochenschale wird dicker, das Gerüst der Knochenbälkchen im Inneren kräftiger. Die Geometrie belasteter Gelenke verändert sich positiv. Das dem Einzelnen innewohnende Potenzial wird im Zeitalter automatisierter Fortbewegung und der Bevorzugung bewegungs- und belastungsarmer Hobbys jedoch leider sträflich vernachlässigt.

DIE ARCHITEKTUR VON GELENKEN UND WIRBELSÄULE

An Gelenken treffen mindestens zwei Knochen in einer beweglichen Verbindung aufeinander. Die Knochenenden sind mit Knorpel überzogen, damit die Gelenke reibungslos funktionieren können. Knorpel ist glatt, elastisch und feucht und vermindert so die Reibung und dämpft Stöße. Gesichert wird das Gelenk durch eine Gelenkkapsel. Bänder dienen ihrer Verstärkung. Die innerste Schicht der Gelenkkapsel ist eine Schleimhaut, die die Gelenkschmiere bildet. Ohne Gelenkschmiere wird der Knorpel in kurzer Frist zerstört.

Die Wirbelsäule ist eine flexible Verbindung von insgesamt vierundzwanzig freien Wirbeln, fünf fest zum Kreuzbein verwachsenen Wirbeln und dem Steißbein. Zwischen den freien Wirbelkörpern sitzen 23 Bandscheiben. Zwei benachbarte Wirbel bilden mit der zugehörigen Bandscheibe und den beiden Wirbelgelenken ein Bewegungssegment der Wirbelsäule.

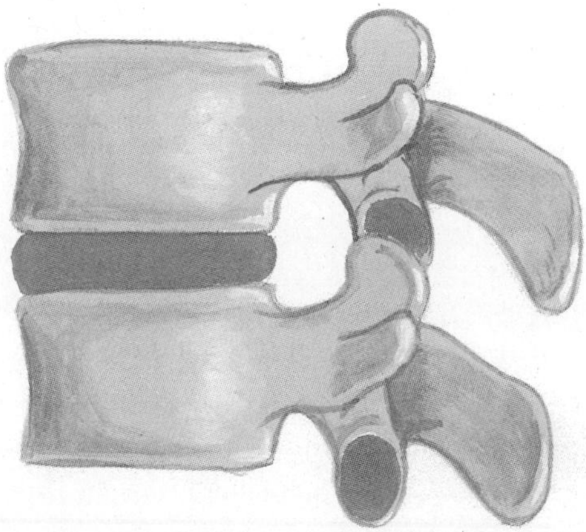

Ein Bewegungssegment der Wirbelsäule

Bandscheiben und Wirbelgelenke arbeiten eng zusammen. Die gesunde Bandscheibe regelt den Abstand der Wirbelkörper, sodass die Gelenkflächen benachbarter Wirbel gut zusammenpassen. So werden die Gelenke nicht überlastet und funktionieren in der Regel gut.

Die Bandscheiben bestehen aus einem äußeren, straffen Faserring und einem elastischen Gallertkern und wirken wie Stoßdämpfer. Solange der Gallertkern intakt ist, zeichnet ihn eine sehr große Wasserbindungsfähigkeit aus: Im Liegen saugt der Kern Wasser auf. Die Bandscheibe quillt und drückt die angrenzenden Wirbelkörper auseinander. Der Bandapparat strafft sich.

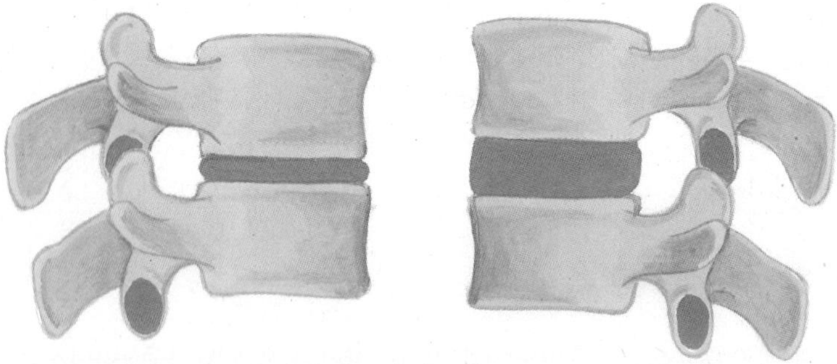

Hydraulische Streckung der Wirbelsäule

Durch diese Reaktionskette entsteht zwischen Bandscheibe und angrenzenden Wirbelkörpern eine hohe Stabilität. Die »hydraulische« Streckung durch Einlagerung von Wasser entlastet die kleinen Wirbelgelenke. Die Bandscheiben fungieren in diesem Gefüge als Distanz- und Pufferscheiben, sie erhöhen die Gelenkigkeit. Sie ernähren sich von der sie umgebenden »Gelenkflüssigkeit«; der ununterbrochene Wechsel von Be- und Entlastung ist der Motor für ihre Versorgung mit Nährstoffen und die Entsorgung der Abfallstoffe des Stoffwechsels. Bandscheiben brauchen Bewegung, Belastung und Phasen der Ruhe. In unserer Zeit leiden sie nur selten an Überlastung. Einseitige Belastungen und eine schlechte Versorgung mit Nährstoffen durch einen Mangel an Bewegung *und* Belastung gefährden die Bandscheiben.

In unserer Jugend sind Bandscheiben sogar belastbarer als die knöchernen Wirbelkörper. Ihr Gallertkern gehört zu den stoffwechselaktivsten Geweben unseres Körpers, doch mit zunehmendem Alter nehmen Elastizität und Festigkeit ab, der Faserring kann einreißen und den gallertigen Kern austreten lassen. Entscheidend für Art und Umfang der Degeneration der Bandscheiben ist nicht das tatsächliche Alter. Das biologische Alter ist zwar Ausdruck einer inneren Uhr, die den Verlauf degenerativer Prozesse bestimmen kann, doch die Degeneration wird beschleunigt durch starke Fehlbelastung und ständige Unterforderung. Mit technischen Untersuchungen lassen sich degenerative Veränderungen der Bandscheiben eindrucksvoll nachweisen. Die Störungen der Funktion der Wirbelgelenke, die dem Verlust innerer Stabilität folgen, kann allerdings nur durch eine exakte körperliche Untersuchung nachgewiesen werden.

MUSKELN UND SEHNEN

Rund sechshundert Muskeln sind für die Stabilisierung und Bewegung unseres Körpers zuständig. Sie machen bis zu 40 Prozent unserer Körpermasse aus. Bei 70 Kilogramm sind das ganze 28 Kilogramm. Wir leben heute auf eine Weise, bei der man davon ausgehen kann, dass bis zum siebzigsten Geburtstag 40 Prozent unserer Muskelmasse verloren gegangen sein werden – das sind etwa 11 Kilogramm.

Jeder Skelettmuskel besteht aus mehreren Muskelfaserbündeln. Die Muskelfasern selbst enthalten die eigentlichen Motoren der Muskulatur, die *Sarkomere.* Unter hohem Energieverbrauch gleiten die *Aktin-* und *Myosin*filamente[5] ineinander. Sie können sich die Kontraktion der kleinsten Einheit einer Muskelfaser folgendermaßen vorstellen: Halten Sie Ihre Zeigefinger mit den Kuppen aneinander. Wenn Sie dann die beiden Fingerendglieder beugen, greifen diese ineinander, und es kommt zu einer »Verkürzung«. Die Finger bzw. Hände nähern sich – das entspricht einer Muskelkontraktion. Die Kontaktaufnahme der Aktion- und Myosinfilamente wird als Brückenbildung bezeichnet. Dabei wird reichlich Energie verbraucht und, als Abfallprodukt der Muskelarbeit, Wärme gebildet. Hört der Nerv auf zu »feuern«, lassen elastische Kräfte das System in die Ausgangsstellung zurückgleiten (Entspannung).

Die im Muskel erzeugte Spannung wird über die Sehnen auf die Knochen übertragen. Sehnen sind zugfeste Bindegewebsstränge

5 *Aktin* und *Myosin* sind Proteine, aus denen die langen, fadenförmigen Muskelfasern (Filamente) bestehen.

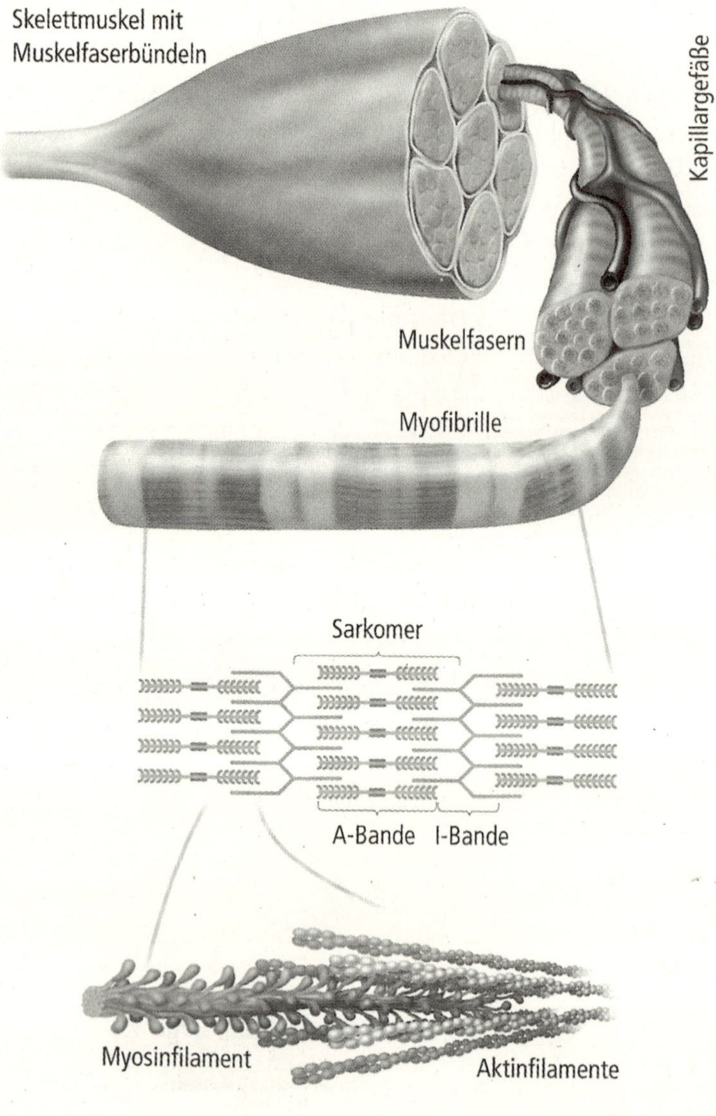

Muskelfaser, Aktin- und Myosinfilamente

von unterschiedlicher Form und Festigkeit. Sie sind im Knochen verankert und haben ihre Schwachstellen meist am Übergang zum Knochen. Wenn die Sehnenansätze gereizt werden, kann das mehr Beschwerden verursachen als wenn der zugehörige Muskel gereizt wird. Besonders belastet ist die Achillessehne. Bei Sportlern kann sie tatsächlich zur sprichwörtlichen »Achillesferse« werden. Im oberen Anteil ist diese stark beanspruchte Sehne schlecht durchblutet, sie neigt bei Überlastung zu chronischer Entzündung und kann ohne Vorwarnung bei einer plötzlichen Belastungsspitze reißen. Die Gesundheit der Sehnen ist ebenfalls von einem ausgewogenen Verhältnis zwischen Schonung und Belastung abhängig. In Zeiten chronischer körperlicher Unterforderung brauchen sie, nicht anders als Muskeln, regelmäßiges Training.

2. DIE GESTÖRTE FORM

MIT ARTHROSE LEBEN

Arthrose der Gelenke wird oft mit »Abnutzung« oder »Verschleiß« übersetzt, um dem medizinischen Laien die Krankheit plastisch vor Augen zu führen. Dieses Erklärungsmodell stellt die Wirklichkeit auf den Kopf. Selbst intensiver Gebrauch nutzt ein Gelenk nicht ab. Im Gegenteil, Bewegung und Belastung sind die Voraussetzung für gut geschmierten und belastbaren Knorpel.

Primäre Arthrosen entstehen bei scheinbar vor Gesundheit strotzenden Menschen und kommen familiär gehäuft vor. Nach oberflächlicher Knorpelschädigung entsteht eine Entzündung, die die Knorpelsubstanz weiter schädigt. Ununterbrochene Versuche des Körpers, den Schaden zu reparieren, sind dafür verantwortlich, dass der Knorpelabbau in sehr unterschiedlichem Tempo geschieht. Die Krankheit beginnt also im Knorpel, bezieht dann das Gelenk mit ein und schließlich auch die ganze Umgebung mit Muskeln, Sehnen, Sehnenansätzen und Schleimbeuteln. Die Ursache für den entscheidenden ersten Schritt, die erste Störung im Aufbau der Knorpelsubstanz, ist bis heute nicht bekannt. Intensive Beanspruchung und Übergewicht konnten als alleinige Ursache ausgeschlossen werden. Grobe Fehlbelastung, Verletzungen und Mikroverletzungen (zum Beispiel bei lang dauernder Vibrationsbelastung durch Maschinen) schädigen aber auch ein sonst gesundes Gelenk. Eine Ruhigstellung über Wochen kann ebenfalls den Beginn einer Arthrose darstellen.

Sekundäre Arthrosen entwickeln sich in schon gestörten Gelenken oder als Begleiterscheinung anderer Krankheiten. Arthrosen der Wirbelgelenke nach Bandscheibendegeneration entstehen durch massive Überlastung. Mit der Degeneration ist eine Höhenminderung der Bandscheibe verbunden, wodurch sich benachbarte Wirbelkörper annähern, die Wirbelgelenke werden gestaucht. Das fein abgestimmte Spiel zwischen federnder Bandscheibe, bremsenden Bändern und den Gelenken ist gestört.

Auch eine grobe Fehlbelastung kann sich schädigend auf ein Gelenk mit guter Veranlagung auswirken. Fehlformen der Kniescheibe sind beispielsweise häufig verbunden mit einer schlechten Aufhängung des Bandapparats. Solche Kniescheiben passen nicht genau in das Gleitlager. Erste Verletzungen leiten dann oftmals die Entwicklung einer Kniescheibenarthrose ein. Ähnliches passiert nach einem Abriss des vorderen Kreuzbands, der nicht selten mit einem Innenbandschaden verknüpft ist. Die Führung der Gelenkpartner stimmt nicht mehr, Scherkräfte, das heißt verformende Kräfte, lasten auf dem Knorpel … und der Weg für eine Arthrose ist gebahnt.

Das Ausmaß der Beschwerden, die aus der Krankheit resultieren, lässt sich allerdings auf dem Röntgenbild nicht ablesen! Geringe Veränderungen auf dem Röntgenbild können mit starken Beschwerden einhergehen, wenn die Entzündung ausgeprägt ist, umgekehrt kann eine auf dem Röntgenbild sichtbare massive Arthrose fast beschwerdefrei sein. Bewegung und wohl dosierte Belastung sind auf lange Sicht unverzichtbar, und nur bei akuter Entzündung ist davon abzuraten. Zu wenig von beidem ist genauso schlecht wie zu viel.

DER MENSCH IST KEINE MASCHINE – EINIGE ANMERKUNGEN ZUM THEMA »VERSCHLEISS«

»Ihr Skelett sieht aus wie bei einem Achtzigjährigen!«, solche und ähnliche Botschaften müssen sich Patienten nach einer Röntgenuntersuchung häufig anhören. Von »Verschleiß« und »Abnutzung«

ist schon bei Vierzig- und Fünfzigjährigen die Rede. So etwas zu sagen ist nicht nur kränkend, sondern auch falsch! Degenerative Veränderungen folgen keiner Norm, sie lassen sich in unterschiedlichem Ausmaß bei fast allen Menschen nachweisen. Damit, ob Sie sich gesund oder krank, fit oder schlapp fühlen, haben diese Veränderungen wenig zu tun.

Beispiele für eine solche Degeneration ohne direkten Krankheitswert sind *Osteochondrose* (Höhenminderung der Bandscheibe mit Einlagerung von Mineralsalzen, die im Röntgen als Zunahme der Dichte erscheint), *Spondylose* (knöcherne Anbauten an den Wirbelkörper, die die Tragfläche vergrößern und im Extremfall durch Übergreifen auf Nachbarwirbel zu Versteifung führen können) und *Spondylarthrose* (Verformung der Wirbelgelenke durch Arthrose). Diese Veränderung können Beschwerden verursachen. Meist tun sie es nicht, sie gehen aber dennoch oft Hand in Hand mit Funktionsstörungen der Wirbelgelenke. Und diese häufig unerkannten »Begleiterscheinungen« von Veränderungen, die auf dem Röntgenbild gut sichtbar sind, sind die häufigsten Ursachen für Schmerzen, Bewegungseinschränkung und geringe Belastbarkeit. Andere Röntgenbefunde sind jedoch kritischer zu werten: Die Verengung des Wirbelkanals (*Spinalkanalstenose)* oder der Austrittslöcher für die Rückenmarksnerven *(Foramenstenose)* sowie Wirbelgleiten (*Spondylolisthese)* können massive Beschwerden bis hin zu Lähmungen verursachen, aber ebenso können sie »stumm« sein, das heißt keine Beschwerden verursachen, wie eine harmlose Arthrose der Wirbelkörper.

Beschränkt man sich bei der Betrachtung der Erkrankung auf die mechanischen Ursachen, steht das einer sachgerechten Bewertung der Befunde im Weg, denn biologisches Material verhält sich grundlegend anders als jeder technische Werkstoff. Nicht die sichtbare Veränderung zählt, sondern vor allem die Störungen, die sie begleiten. Und diese müssen nicht auf den Ort des Schadens begrenzt bleiben. Sie können weit entfernt spürbar werden, wie das oft bei Blockaden der Rippen-Wirbel-Gelenke zu beobachten ist.

Der Ort der Störung sitzt hier unmittelbar an der Wirbelsäule, die Beschwerden aber ziehen in die Herzgegend und zuweilen auch in die Schultern und sogar in die Arme. Das Röntgenbild offenbart die Ursache nicht, allein die feinfühlige Untersuchung der Wirbel- und Rippengelenke kann Aufschluss geben. Und so kommt es zu Fehldiagnosen, wenn die Diagnostik sich einseitig auf technische Befunde stützt.

BANDSCHEIBEN SIND NUR BEGRENZT HALTBAR

Was über Arthrose gesagt wurde, gilt noch mehr für die Bandscheiben: Sie sind sehr belastbar, besonders in der Jugend. Eher bräche der Wirbelkörper eines Jugendlichen ein, als dass die Bandscheibe Schaden leiden würde. Die Bandscheibe verträgt Belastung nicht nur, sie braucht sie geradezu, denn der ständige Wechsel von Be- und Entlastung ist für ihre Ernährung unentbehrlich. Erfahrungen aus dem Alltag bestätigen diese Theorie: Körperlich nicht aktive Handwerker und Büroangestellte füllen die Warteräume der Orthopäden – Menschen, die mehr am Schreibtisch als an der Werkbank arbeiten. Dass die Belastung am Arbeitsplatz in der Industrie in den vergangenen fünfzig Jahren nachgelassen hat, führte also nicht zu einem Rückgang an Rückenerkrankungen … im Gegenteil: Mancher Industriearbeitsplatz unterscheidet sich im Belastungsprofil heute kaum von einem Schreibtischarbeitsplatz.

Die gute Nachricht aber ist, dass intakte Pufferscheiben äußerst belastbar sind. Allerdings tickt auch für die Bandscheiben mit der ersten Schädigung die Uhr, die Degeneration nimmt ihren Lauf … und wir wissen nicht, wann sie beginnt und wodurch wir sie aufhalten können. Umso wichtiger ist es, die Muskulatur gut zu trainieren und Funktionsstörungen rechtzeitig zu behandeln. Die gefährdete Bandscheibe muss gepflegt, nicht geschont werden. Fehlbelastung, grobe Überlastung, ein Mangel an Bewegung, ein Mangel an Belastung und zu kurze Ruhepausen beschleunigen die Degeneration.

3. DIE GESTÖRTE FUNKTION

MUSKELSCHWÄCHE

Erst wenn eine Muskelschwäche sehr weit fortgeschritten ist, wenn Muskelschwund *(Atrophie)* offenkundig ist – wie bei vielen Hochbetagten –, wird der Mangel sichtbar. Jahrzehntelang behalten schwächer werdende Muskeln noch ihre äußere Form, denn Fett und Bindegewebe ersetzten die aktiven Fasern. Nur die messbare Schwäche, vor allem aber ihre Folgen, lassen den Schaden offensichtlich werden: Gehen, Laufen, Heben und Tragen fallen zunehmend schwer; Rücken und Gelenke verlieren im Alltag an Stabilität und Belastbarkeit, im Beruf und beim Sport; die Ausdauerleistung nimmt genauso ab wie die Fähigkeit, das Gleichgewicht zu halten. Und damit steigt das Sturz- und Verletzungsrisiko; der Energieverbrauch sinkt und damit die Produktion von Körperwärme als Nebenprodukt der Stoffwechselarbeit; Zucker und Fette werden schlechter verwertet; die Hormonproduktion lässt nach. Muskulatur ist noch ein »weißer Fleck« auf der medizinischen Landkarte. Ihre Bedeutung wird bis heute unterschätzt … mit dramatischen Folgen für den Gesundheitszustand der erwachsenen Bevölkerung.

VERSPANNUNG UND VERKÜRZUNG DER MUSKULATUR

Anspannung und Entspannung in häufigem Wechsel und in unterschiedlicher Intensität, unterbrochen von Phasen der Erholung, schaffen eine gesunde Muskulatur. Eine normale Ruhespannung und eine gewisse Festigkeit ohne Verkürzungen und Verhärtungen sind tastbare Zeichen muskulären Wohlbefindens. Innere Anspannung oder Angst erhöhen den Muskeltonus. Das ist eine normale Reaktion, um den Körper auf Angriff oder Flucht vorzubereiten. Muskelverspannung entsteht durch ständige Überforderung. Die Muskulatur verspannt und findet schließlich auch in Ruhe keine Entspannung mehr. Schmerzhafte »Triggerpunkte« (*Myogelosen*, Muskelhärten) entstehen, die anzeigen, dass die Verspannungskrankheit inzwischen chronisch geworden ist. Spätestens wenn die Muskulatur unregelmäßig verhärtet und oft sehr druckempfindlich ist, ist eine konsequente Behandlung dringend erforderlich. Tatsache ist, dass schwache Muskeln eher zur Verspannung neigen als kräftige, die bei ihrer täglichen Arbeit aus dem Vollen schöpfen können. Aber auch starke Muskeln können verspannen: Bei ambitionierten Breitensportlern und im Leistungssport finden sich ebenfalls Zeichen falscher Nutzung dieses starken, aber durch Überforderung störanfälligen Organs.

Muskelverkürzung hingegen entsteht weniger durch Verspannung als durch lang dauernde Fehlhaltung: Hochgezogene Schultern bei ständiger Anspannung, eine Schonhaltung durch Schmerz oder die Beugestellung vieler Gelenke beim Sitzen lassen die Muskeln kürzer werden. Sie stellen sich auf die Vorzugshaltung der zugehörigen Gelenke ein. Besonders betroffen sind hier Schulterblattheber, Trapezmuskel, Rückenstrecker, Hüftbeuger, hintere Beinmuskeln (*Ischiokrurale* Muskulatur) und Kniestrecker. Muskelverkürzungen schränken die Beweglichkeit im Gelenk ein und sind mit für Blockierungen zum Beispiel der Halswirbelgelenke (Schulterblattheber) und der Kreuzbeingelenke *(Ischiokrurale*, Hüftbeuger und birnenförmiger Muskel*)* verantwortlich. Bei einer Haltungsschwäche behindern die verkürzten Brustmuskeln die Aufrichtung des Schultergürtels. Ihre Dehnung ist in diesem Fall für die Haltungskorrektur so wichtig wie die Kräftigung der Muskeln, die die Schultern aufrichten. Und bei Kniescheibenarthrose verkleinert die Dehnung des verkürzten geraden Schenkelmuskels, der für die Streckung des Kniegelenks zuständig ist, den Anpressdruck im Gleitlager der Kniescheibe und lindert auf diese Weise den Schmerz. Heute weiß man, dass diese Erhöhung des Drucks ebenso häufig für das Entstehen der Kniescheibenarthrose verantwortlich ist wie die Fehlformen *(Dysplasien)* der Kniescheibe. Ein muskuläres Ungleichgewicht – eine Dysbalance – belastet Gelenke und Sehnenansätze unnötig. Sie sollte beseitigt werden, wenn Beschwerden bestehen oder zu befürchten sind, wenn die Haltung gestört ist, wenn die Beweglichkeit von Gelenken eingeschränkt ist oder eine Neigung zu Blockierungen besteht.

Besonders eindrucksvoll wirkt gezieltes Dehnen bei schmerzhafter Verspannung des Hüftbeugers *(M. iliopsoas)* und des birnenförmigen Muskels *(M. piriformis),* der vom großen Rollhügel unter dem großen Gesäßmuskel zum Kreuzbein zieht. Bei diesen beiden Muskeln lässt sich mit effektiver Dehnung der verkürzten Muskeln der Verspannungsschmerz oft schon in kurzer Zeit beseitigen. Genauso gut wirkt das gezielte und behutsame Dehnen von Schulterblattheber *(M. levator skapulae)* und Trapezmuskel *(M. trapezius)* bei Nackenschmerzen sowie das Dehnen des großen Brustmuskels *(M. pektoralis)* bei Haltungsschwäche.

HALTUNG ALS AUSDRUCK VON KRAFT UND BALANCE

»Stell dich gerade hin!«, »Sitz ordentlich!« ... das sind Aufforderungen, die bei den meisten Kindern keine Wirkung zeitigen; sie bleiben oft ungehört. Eine gute Haltung über Stunden am Schultisch durchzuhalten ist tatsächlich harte Arbeit für die Muskulatur von Rumpf, Nacken und Schultergürtel. Und viele Kinder sind für eine gute Haltung zu schwach. Sie bewegen sich kaum, die Muskulatur verkümmert und passt sich durch Verkürzung der Brustmuskeln und der Hüft- und Kniebeuger dem Beugemuster im Sitzen an. Diese Kinder richten ihr Becken beim Sitzen nicht auf, was zu einer Abflachung des Hohlkreuzes führt ... und schließlich können sie nur noch kurze Zeit eine normale Haltung einnehmen.

Die Ursachen liegen auf der Hand: Unsere Kinder sitzen täglich durchschnittlich zwei Stunden vor dem Fernseher. Sie sitzen in der Schule, bei drei oder mehr Mahlzeiten, bei den Hausaufgaben, vor dem Computer und im Auto ... Dazwischen bewegen sie sich – im Durchschnitt heute allerdings nur insgesamt 45 Minuten am Tag und davon nur 15 Minuten intensiv. Viele Kinder kommen die ganze Woche nicht ein einziges Mal außer Atem. Zwei Seiten widmet ein achthundert Seiten langes Standardwerk der Orthopädie den Haltungsfehlern, die aus diesem Leben resultieren, über die Ursachen verliert es allerdings kein Wort. Als Therapie werden in solchen Fällen aktivierende Krankengymnastik und psychologische bzw. sozialmedizinische Hilfestellung empfohlen. Unsere Haltung und unsere Figur sind aber ein Spiegel von Gesundheit und seelischem Wohlbefinden in unserer Kindheit und Jugend! Doch unser Blick für das Normale wird abgestumpft, wenn mittlerweile 60 Prozent der Schulkinder haltungsschwach und 20 Prozent fettsüchtig sind. Wir müssen aufpassen, dass wir nicht das Häufige mit dem Normalen verwechseln.

Jahrelang habe ich mich dafür stark gemacht, die Haltung meiner jungen Patienten durch Krankengymnastik und häusliche Übungsprogramme zu beeinflussen. Ich kann mich an keinen einzigen Erfolg erinnern. Bei haltungsschwachen Kindern muss der ganze Alltag umgestellt werden. »Flitzen satt sitzen!«, so lautet die Devise; den Bewegungsdrang, solange er noch vorhanden ist, nicht einschränken, sondern Freiraum geben; bewegte Aktivitäten am Wochenende mit der ganzen Familie und Sportarten, die nicht einseitig die Ausdauer fördern, sondern auch Kraft bildend wirken. Zu empfehlen sind Sportklettern, Tanzsport und intensives Schwimmen. Ab der Pubertät bietet sich ein Krafttraining an guten Maschinen an. Innerhalb von sechs Monaten kann bei gezieltem Training ein korrigierbarer Haltungsfehler behoben sein!

Der »Tennis-Ellbogen« – ein anschauliches Beispiel

Unsere Sehnen sind extrem belastbar. Sie übertragen die vom Muskel erzeugte Kraft auf den Knochen und lösen die Bewegung im Gelenk aus. Kritisch ist es, wenn häufig große Kräfte auf den Übergang von der Sehne zum Knochen wirken. Hält das Material der Kraft nicht stand, entstehen Mikroverletzungen ... Reparaturversuche des Körpers werden von Entzündung begleitet. Gelingt die Reparatur gar nicht, kommt es zu einer Entzündung des Sehnenansatzes. Doch nicht nur ständige Überlastung durch das Einwirken hoher Kräfte kann zu Beschwerden führen, auch der anhaltend erhöhte Zug durch verspannte oder verkürzte Muskeln macht krank.

Hier ist eine Wechselwirkung zu beobachten: Die akute Überforderung kann durch eine ungewohnte Belastung bei voller Gesundheit zur Entzündung führen. Heilt diese dann nicht aus, entsteht eine Dysbalance mit Abschwächung, Verspannung oder Verkürzung – je nachdem, welche Muskulatur betroffen ist. Umgekehrt begünstigt aber ein schon vorher bestehendes Gleichgewicht auch die Ansatzreizung bei Belastung.

Der Tennis-Ellbogen hat mit Tennis nicht viel zu tun. Andere Sportarten, vor allem aber Belastungen in Beruf und Freizeit führen zum gleichen Ergebnis. Der »Tennis-Ellbogen« kann also an vielen Stellen des Körpers auftreten. Häufig findet man Entzündungen der Sehnenansätze am Schultergelenk, am Schulterblatt, am Handgelenk, an den großen Rollhügeln in der Hüftregion, am Knie und sogar an den Füßen. Hierbei kann sich nicht nur der Ansatz entzünden, auch Sehnen, Sehnenscheiden und das umgebende Bindegewebe können betroffen sein.

BLOCKIERUNG – KRANKHEIT ODER NOTBREMSE BEI ÜBERLASTUNG?

»Blockade« ist ein etwas schwammiger Begriff; er ist abgegriffen und wird oft ungenau verwendet. So versteht jeder unter »Blockierung« etwas anderes.

Definition
Ein Gelenk ist blockiert, wenn die Beweglichkeit vorübergehend eingeschränkt oder ganz aufgehoben ist. Im Rahmen des natürlichen oder durch krankhafte Veränderungen am Gelenk eingeschränkten Bewegungsraums lässt sich die gestörte Funktion wiederherstellen.

Um das blockierte Gelenk herum spannt sich die Muskulatur an. Löst sich die Blockade nicht oder wird sie nicht sachgerecht behandelt, kann sich die Gelenkkapsel in der Folge schmerzhaft entzünden. Blockierungen entstehen oft bei Irritation durch Überlastung oder im Rahmen eines Infekts, bei Zwangshaltung bei Bewegungseinschränkung, Fehlbelastung bei Muskelverkürzungen, Bewegungsmangel und vielem anderen mehr. Was genau bei einer Blockierung vor sich geht, ist nicht bekannt. Blockierungen haben mit Verrenkung (*Luxation* und *Subluxation*) nichts zu tun, daher ist der Begriff des »Einrenkens« hier irreführend, denn ein nicht ausgerenktes Gelenk muss nicht eingerenkt werden.

Es können nicht nur Wirbelgelenke blockiert sein, sondern auch Kreuzbeingelenke, Rippengelenke, Hüft-, Knie- und Fußwurzelgelenke – letztlich kann jedes Gelenk eine solche »hypomobile Funktionsstörung«[6] aufweisen. Schmerzhafte Gelenkblockaden kommen außerordentlich häufig vor und werden oft nicht erkannt. Mehr zu diesem Thema können Sie in Teil III, Kapitel 4, »Häufige Krankheiten und ihre Behandlung« (Seite 152 ff.) lesen.

6 *hypomobil* heißt »unterbeweglich«

4. DIE MUSKULATUR ALS KRAFTWERK UND STOFFWECHSELORGAN

DER ENERGIESTOFFWECHSEL

Unser *Energiestoffwechsel* ist, wie alle Stoffwechselfunktionen, sehr individuell ausgerichtet: Der eine »verheizt« jeden Überschuss und bleibt auch bei einer reichlichen Zufuhr von Kalorien schlank, der andere legt jede Kalorie in Fettdepots an. Fettdepots haben durchaus einen Sinn, denn in Zeiten des Hungers sichert uns die Fähigkeit, Energie in Form von Fett zu speichern, das Überleben. Dass heute hochkalorische Nahrung ständig verfügbar ist, lässt die von der Evolution gut erdachte Strategie überflüssig und zur Ursache von Übergewicht und Krankheit werden.

Doch hier gilt: Ihren Stoffwechsel können Sie nicht umkrempeln, wohl aber Ihre Energiebilanz. Je mehr Sie »ausgeben«, desto mehr können Sie auch wieder aufnehmen. Wenn das so einfach ist, warum ist dann aber Abnehmen so schwer? Die Antwort auf diese Frage ist mehr als simpel: Was wir in unseren Zeiten und in den Industriegesellschaften – noch mehr in postindustriellen Gesellschaften – als »ausreichende Bewegung« bezeichnen, ist weit entfernt von den in unseren Genen liegenden Anforderungen. Fragt man Menschen, ob sie sich nach eigener Einschätzung genug bewegen, beantworten rund 50 Prozent diese Frage mit ja. Sportwissenschaftler kommen allerdings zu ganz anderen Ergebnissen: 15 Prozent unserer Bevölkerung bewegen sich so, wie die Natur es von ihnen fordert und 85 Prozent gehören zur unbewegten Mehrheit. Schauen Sie einmal, wie Sie und andere Fahrrad fahren, gehen und schwimmen! Bei kritischer Betrachtung ist ganz offensichtlich, dass der Kalorienverbrauch, so wie wir uns bewegen, minimal und damit ungeeignet für eine Korrektur der Energiebilanz ist.

Dass alte Menschen leicht frieren, liegt nur selten an Durchblutungsstörungen, einem »schlechtem Kreislauf« oder anderen Erkrankungen. Es ist vielmehr eine Kombination aus zu wenig Muskelmasse und zu wenig Beanspruchung durch ausreichend intensive Bewegung. Fast 20 Prozent der im Körper in Ruhe entstehenden Wärme wird in der Muskulatur frei; wenn wir uns bewegen, je nach Intensität, sogar bis zu 70 Prozent. Muskeln sind also unsere Heizkörper. Kräftige Muskeln liefern schon in Ruhe Wärme; wenn Sie Ihre Heizkörper »aufdrehen«, wird, fein dosiert, zusätzliche Wärme geliefert. Sie können aber auch sitzen bleiben und sich in eine warme Decke einhüllen. Auf diese Weise werden Sie allerdings immer mehr frieren, denn wenn Sie unter der Decke bleiben, schwinden Ihre Muskeln. Das gilt übrigens auch für jüngere, muskulär unterentwickelte Menschen.

ÜBER HORMONE SPRICHT MAN ERST IN DEN WECHSELJAHREN

Hormone sind Botenstoffe, die in den Geschlechtsorganen und in den Nebennieren produziert werden. Sie übertragen »Nachrichten« an die Zellen, steuern also – genauso wie das Nervensystem – zahlreiche Funktionen des Körpers mit. Sie werden aber nicht immer in gleich bleibender Menge produziert und ausgeschüttet. Mit zunehmendem Alter und mangelnder körperlicher Aktivität nehmen Produktion und Ausschüttung ab.

Körperliche Bewegung reguliert also auf natürliche Weise den Hormonhaushalt. Krafttraining stimuliert bei regelmäßigem Training beispielsweise bei Männern die Testosteronproduktion und bei Frauen und Männern die Produktion von Wachstumshormonen. Wenn Sie über Jahre täglich trainieren, bleiben diese Hormone auch im Ruhezustand erhöht, im Gegenzug sinkt die Konzentration des Stresshormons *Cortisol.* Außerdem geraten gut trainierte Menschen bei (plötzlicher) Leistungsanforderung weniger schnell in »Stress« als untrainierte Zeitgenossen, denn die Ausschüttung von Stresshormonen ist geringer und belastet folglich auch den Organismus weniger.

Diese »biologische Hormonkur« wirkt sich nicht allein auf unsere Lust am Sex aus, sie beeinflusst unser gesamtes Wohlbefinden positiv: Wir schlafen besser, wir sind psychisch stabiler, Muskulatur und Knochen werden zum Aufbau angeregt, ein Überschuss an Stresshormonen wird vermieden. Als Medikamente sind Hormone allerdings kritisch zu betrachten; sie dürfen ausschließlich von Spezialisten und auch nur nach gründlicher Voruntersuchung verabreicht werden. Dass unsere Eigenproduktion der »Glückshormone« angekurbelt wird, ist ein wunderbarer Nebeneffekt der intensiven Bewegung und hat keine unerwünschten Nebenwirkungen! Übermäßiges Training, egal ob exzessives Kraft- oder Ausdauertraining, erzeugt aber einen *Cortisol*-Überschuss, der sich wiederum negativ auf Körper und Psyche auswirkt.

Weil wir nicht darüber reden, werden hormonelle Störungen leicht übersehen. Sprechen Sie mit Ihrem Arzt darüber, wenn das sexuelle Verlangen nachlässt oder wenn die Potenz gestört ist, wenn die Schleimhäute trocken sind, wenn unerklärbare Müdigkeit und Konzentrationsstörungen oder starke Stimmungsschwankungen auftreten oder wenn andere unerklärliche Veränderungen Ihre Lebensfreude einschränken.

ZUCKERKRANKHEIT – EINE VOLKSKRANKHEIT IM WANDEL

Beim Welt-Diabetes-Tag 2004 wurden eine traurige Bilanz eröffnet und damit eine düstere Prognose gestellt: Die Zahl der Diabetiker wird von jetzt sechs auf zehn Millionen Bundesbürger im Jahr 2010 ansteigen. Und es kommt noch schlimmer: Die früher als »Alterszucker« bezeichnete Krankheit betrifft heute mehr und mehr auch jüngere Menschen, sogar Kinder! Wie können Kinder diese Krankheit haben? Dem Begriff »Alterszucker« liegt ein Irrtum zugrunde: Der Zuckerstoffwechsel gerät unter »normalen« Lebensumständen erst ab etwa fünfzig aus den Fugen, wenn die Veranlagung für »Alterszucker« besteht. »Normale« Lebensbedingungen schließen aber eine über mehrere Stunden dauernde Anstrengung jeden Tag ein, in der die Muskeln Zucker verbrennen und so einen schädlichen Anstieg des Blutzuckerspiegels verhüten. Das klappt jedoch nur, wenn die Muskeln arbeiten.

Und tun sie das denn noch? Der Tag eines Kindes oder Jugendlichen sieht heute meist so aus: schlafen, aufstehen, frühstücken, mit Bus oder Bahn zur Schule fahren, in der Schule sitzen, nach Hause fahren, Mittagessen, Hausaufgaben machen, 15 bis 45 Minuten bewegen, zwei Stunden fernsehen oder Computerspiele machen, zu Abend essen, fernsehen, schlafen … Und dieser Tagesablauf hat mit dem eines Steinzeitmenschen, der den ganzen Tag zu Fuß unterwegs war, um für das Überlebensnotwendige zu sorgen, nichts mehr gemein. Doch unsere genetische Ausstattung unterscheidet sich nicht von seiner. Und so verlagern unsere Lebensbedingungen den sogenannten Alterszucker in immer frühere Jahre des Lebens. Da wir uns immer weniger bewegen und belasten, hat die Krankheit nun auch die Kinder erreicht und wird sich nicht so leicht vertreiben lassen. Zu lieb haben wir gewonnen, was uns unser Leben erleichtert.

Die einzige Chance, das Blatt zu wenden, besteht darin, dass wir uns wieder ausgiebig körperlich bewegen, denn die genetische Anpassung an unsere heutige Lebensart wird noch Jahrtausende dauern. Darauf können wir nicht warten! Muskeln greifen als unser größtes Stoffwechselorgan in viele Stoffwechselprozesse ein, besonders in den Zuckerstoffwechsel. Die Krankheit ist nicht erblich, nur die Veranlagung. Alles andere ist zu einem großen Teil eine Frage des Lebensstils und somit nicht nur Schicksal, sondern auch Chance.

KNOCHEN LEBT!

Unser Knochen wird in seinem eigenen, sehr lebhaften Stoffwechsel von der Aktivität der Muskeln nachhaltig beeinflusst. Knochensubstanz wird ständig und zur gleichen Zeit auf- und abgebaut. Fresszellen *(Osteoklasten)* tragen Knochensubstanz ab, Aufbauzellen *(Osteoblasten)* fügen neue Substanz hinzu, die dann durch Mineralien gefestigt wird. Dafür ist genügend *Calcium* unerlässlich, ebenso das in der Haut durch Sonnenlicht aktivierte Vitamin D. Ob mehr tragende Substanz ab- oder aufgebaut wird, hängt also entscheidend von unserer körperlichen Aktivität ab. Intensive Muskelarbeit unterstützt über die auf die Knochen wirkenden »Biegebelastungen« den Knochenaufbau. Knochen wächst von innen und außen, und so werden zunächst die Knochenbälkchen kräftiger, danach wird die äußere Schale dicker, Volumen und Oberfläche nehmen zu. Sie verteilen die einwirkenden Kräfte dann auf eine größere Fläche; auf diese Weise nimmt die Belastbarkeit zu.

Wenn Sie faul am Strand liegen, sind die Fresszellen aktiver, der Knochen wird schwächer und damit instabiler. Die enge Verbindung von Muskel- und Knochenstoffwechsel zeigt sich auch darin, dass Menschen mit starken Muskeln kräftige Knochen haben, umgekehrt geht Muskelschwund oft mit schwachen Knochen einher. Es ist nicht leicht, ein Bewusstsein dafür zu entwickeln, dass Knochen »lebt« und in ständigem Umbau begriffen ist – denn im Gegensatz zu unseren Muskeln merken wir nichts davon, wenn unsere Knochen schwächer werden … bis es zu spät ist.

5. SCHALTSTELLEN UND STÖRFELDER

BLOCKADEN DER BECKENGELENKE

Über das keilförmige Kreuzbein ist die Wirbelsäule in den Beckenring eingesattelt. Das ganze Gewicht von Oberkörper, Oberarmen und Kopf lastet auf den beiden Kreuz-Darmbein-Gelenken (*Iliosakral*-Gelenken – ISG), die die Wirbelsäule mit den beiden Beckenknochen verbinden. Starke Bänder sichern diese Gelenke. Je größer die Last, desto besser halten die Bänder das Kreuzbein. Kein Muskel ist für Bewegung oder Stabilisierung dieser Gelenke zuständig. Eine weitere Aufgabe der Kreuz-Darmbein-Gelenke liegt in der wirksamen Stoßdämpfung. Die Beweglichkeit ist gering, reicht aber aus, um die starken Bänder, die das Gelenk vorn und hinten halten, als Stoßdämpfer wirken zu lassen. Bei jedem Schritt nehmen die Darm-Kreuzbein-Gelenke Kräfte auf, federn sie ab und entlasten so die unteren Bandscheiben und die Wirbelgelenke. Ihre Bedeutung für den akuten und chronischen Rückenschmerz wird in der Medizin weitgehend ignoriert.

Nach meiner Erfahrung spielen sie hier eine herausragende Rolle, denn sie verkeilen sich oft und verursachen dann akute und chronische Kreuzschmerzen. Häufig strahlen die ein- oder beidseitigen Kreuzschmerzen auch in die Hüften, die Leisten und in die Beine aus. Und wenn die Schmerzen abklingen, bleibt die Blockade dennoch bestehen. Die Blockierung wird »stumm«, verursacht also keine Beschwerden, und bildet den Boden für immer wiederkehrende Schmerzen. Die Beschwerden reichen vom leichten Ziehen über eine fast schmerzlose Steifigkeit nach längerer Ruhe bis zum

Hexenschuss. Wird die Blockade nicht beseitigt, kann das Kreuz keine Ruhe finden.

Die Bedeutung von ISG-Blockaden geht weit über eine lokale Störung hinaus: Fast ausnahmslos ist mit der Blockierung eine Verwringung, also Drehung, des Beckens verknüpft. Dabei dreht sich auf der blockierten Seite das Darmbein nach hinten (sehr selten nach vorn) und setzt sich in einer beliebigen Position fest. Betrachtet man die Hüftgelenkspfanne und den Abstand der Gelenkmittelpunkte von Hüftgelenk und ISG, wird eine weitere Auswirkung klar: Bei einer typischen Blockade steht die Hüftpfanne der blockierten Seite um bis zu zwei Zentimeter höher; das Bein folgt dieser Bewegung und steht auf der blockierten Seite ebenfalls höher. Es ist funktionell also zu kurz. Im Liegen lässt sich das leicht überprüfen, denn wenn der Patient gerade liegt (zur Sicherheit werden die Beine in Hüft- und Kniegelenke einmal vollständig bebeugt und dann lang nach unten gezogen), sieht man die Verkürzung deutlich. Verwirrung kommt aber auf, wenn sich der Patient aufsetzt. Das vorher verkürzte Bein wird jetzt länger als das der Gegenseite; wenn sich der Patient wieder hinlegt, verkürzt es sich von Neuem. Diese »variable Beinlängendifferenz« ist ein Beweis für eine ISG-Blockierung mit einer sogenannten Beckenverwringung. Dem geübten Arzt oder Therapeuten stehen noch weitere Untersuchungstechniken zur Verfügung, um seine Diagnose zu sichern. Die »variable Beinlängendifferenz« ist zu unterscheiden von der echten Beinlängendifferenz, bei der die Beine tatsächlich ungleich lang sind. Nach Unfällen mit Knochenbruch sieht man das häufiger.

ISG-Blockaden verursachen aber nicht nur Beschwerden rund um das Becken, sie wirken bis zu den Kopfgelenken und in die andere Richtung bis zu Knien und Füßen, da die Körperstatik gestört ist. So schildern Patienten gelegentlich, dass die Knie, nachdem sie von der Blockade befreit wurden, nicht mehr schmerzen. Durchschaut man die komplexe Mechanik, so ist das kein Wunder.

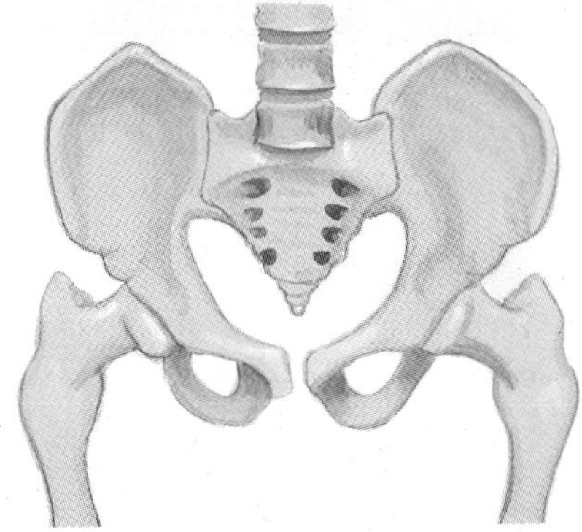

Reguläre Funktion der Kreuz-Darmbein-Gelenke (Iliosakral-Gelenke – ISG)

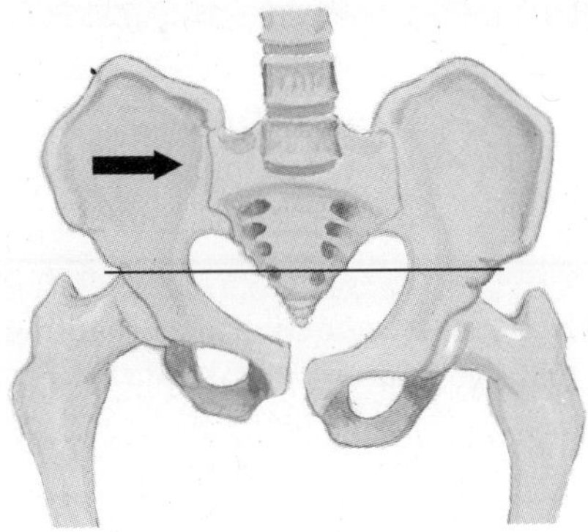

Beckenverwringung bei Blockade des rechten ISG mit Rotation der Beckenschaufel nach hinten. Die Folge ist, dass die rechte Hüftpfanne nach oben steigt und eine Verkürzung des rechten Beins vortäuscht. »Funktionell« ist das Bein tatsächlich kürzer, da es höher steht. Der Pfeil zeigt auf das rechte ISG; die Linie deutet auf die unterschiedliche Stellung der Hüftgelenke.

Im Jahr 2004 habe ich die Häufigkeit von ISG-Blockaden bei 548 Kunden des Kieser Trainings in der ärztlichen Trainingsberatung untersucht. Anzumerken ist, dass ich bei zweifelhaften Befunden bis zu drei Untersuchungstechniken einsetzen konnte, sodass eine hohe Genauigkeit gegeben ist.

Anteil von ISG-Blockierungen (ISGB) bei 437 Kunden des Kieser Trainings – mit und ohne Kreuzschmerzen					
Personen mit Kreuzschmerzen [n = 326 (60 %)]				**Personen ohne Kreuzschmerzen** [n = 111 (40 %)]	
davon nur lokale Kreuzschmerzen 225 (69 %)		**davon mit Ausstrahlung in Hüften, Leisten, Beine** 101 (31 %)			
mit ISG-B	**ohne ISG-B**	**mit ISG-B**	**ohne ISG-B**	**mit ISG-B**	**ohne ISG-B**
148 **66 %**	77 34 %	80 **79 %**	21 21 %	8 **8 %**	103 92 %

Im Ergebnis wurde in 437 auswertbaren Bögen bei 326 (das entspricht 59 Prozent) von den Befragten angegeben, dass sie Rückenschmerzen hätten. Von ihnen hatten 225 (39 Prozent) lokale Kreuzschmerzen ohne Ausstrahlung und 101 (31 Prozent) Kreuzschmerzen mit Ausstrahlung ins Gesäß, in die Hüft- oder Leistengegend oder ins Bein. Von den 225 Personen mit lokalen Schmerzen hatten 66 Prozent eine ISG-Blockierung, von den Kunden mit Ausstrahlung 79 Prozent. Wichtig ist die Gegenprobe, denn die Schmerzen könnten ja trotz Blockade eine andere Ursache haben: Nur 7 Prozent der Personen, die angegeben hatten, nicht unter Rückenschmerzen zu leiden, wiesen eine ISG-Blockade auf. Bei ihnen stünde noch an, nachzufragen, ob sie den leisen Schmerz einer weitgehend »stummen« Blockierung ignorieren oder einfach »vergessen« haben. Diese in der Erhebung gefundene Häufigkeit deckt sich mit der Erfahrung in meiner Praxis. Funktionsstörungen der Kreuz-Darmbein-Gelenke – oft im Zusammenspiel mit weiteren Blockaden, Muskelfunktionsstörungen und Arthrosen – sind die bei weitem häufigste Ursache akuter und chronischer Rückenschmerzen.

Unspezifische Rückenschmerzen gibt es nicht!
Gestützt durch diese Erfahrung, bestreite ich mit Nachdruck die immer wieder vorgetragene Zahl sogenannter unspezifischer Rückenschmerzen, denen 90 Prozent aller Rückenschmerzen zugerechnet werden. Nirgends zeigt sich deutlicher, dass es vielen Ärzten an Bereitschaft mangelt, den Körper des Patienten einer genauen Funktionsanalyse zu unterziehen. Die häufigsten Ursachen für chronische Rückenschmerzen sind durch technische Untersuchungen nicht zu ermitteln. Allein durch exakte körperliche Untersuchung in der täglichen Praxis können Funktionsstörungen erfasst werden; sie fallen sonst durch ein zu grobes Raster. Diese Kritik richtet sich an niedergelassene Ärzte ebenso wie an Kliniken und Universitätskliniken.

DIE HALSWIRBELSÄULE – EIN SINNESORGAN

Die enge Verbindung zwischen Halswirbelsäule und dem Gleichgewichtsorgan, dem Kleinhirn, vegetativen Regulationszentren und dem Großhirn erklären, welch zentrale Bedeutung Kopf- und Kiefer- und Halswirbelsäulengelenke spielen. Hier kommen ebenfalls häufig Störungen vor, die oft chronisch verlaufen, und regelmäßig spielt dabei überlastete, verspannte Muskulatur eine Rolle. Behandelt man diese lokalen Störungen isoliert, so führt das nicht zum Erfolg. Eine umfassende Befunderhebung unter Einschluss von Blockierungen, Kiefergelenksstörungen, Bissstörungen, Muskelverkürzungen, Muskelansatzentzündungen an den Schulterblattwinkeln, am Hinterhaupt und an den Fortsätzen der Halswirbel sind wichtig. Funktionsstörungen, das ist meine Erfahrung, lösen sich durch die Kräftigungstherapie alleine: zu schwache Muskeln werden kräftiger, verkürzte Muskeln gedehnt, verklemmte Gelenke mobilisiert. »Aktivierte« Blockaden, das sind blockierte und entzündlich gereizte Gelenke, müssen vor Trainingsbeginn oder begleitend gezielt behandelt werden. Für schmerzhafte Muskelansatzreizungen gilt das Gleiche. Weitere Störungen verschwinden dann durch Kräftigungstherapie von allein oder werden so gut kompensiert, dass sie keine weiteren Beschwerden verursachen.

MIT STÖRFELDERN GUT LEBEN

So wie für die Halswirbelsäule beschrieben, kann Training auch in anderen Körperregionen Störungen beseitigen oder kompensieren. Je besser der Stoffwechsel in einer gestörten Körperregion aktiviert wird, je besser der Bereich durch stabilisierende Muskulatur gehalten wird, je ausgewogener die beugenden und streckenden Muskelkräfte aufeinander abgestimmt sind, umso besser gelingt es, verbleibende Störungen zu kompensieren. Eine *Skoliose* (Verkrümmung der Wirbelsäule zur Seite) etwa können wir nicht beseitigen, Schmerzen durch verklemmte Rippen- und Wirbelgelenke (eine mögliche Auswirkung der *Skoliose*) können wir aber durch gezieltes Training mildern. Ein Arthrose-Gelenk hat, wenn der Betreffende Krafttraining macht, nicht weniger Arthrose, doch die Entlastung durch Stabilisierung, durch bessere Führung bei Bewegung und Belastung, durch gleichmäßigere Nutzung der gesamten Gelenkfläche nach dem Abbau von Muskelverkürzungen … das alles hilft, die Folgen des Leidens im wahren Wortsinn »tragbar« zu machen. Noch deutlicher wird das Prinzip der »Rekompensation«, der Wiederherstellung, bei Stoffwechselstörungen. Dem Zuckerkranken bleibt seine Veranlagung, das Zusammenwirken eines hochintensiven Krafttrainings mit reichlich ausdauernder Bewegung kann die Krankheit über Jahrzehnte hinweg jedoch gut kompensieren. Nicht die Veranlagung zur »Zuckerkrankheit« macht krank, ihre Auswirkungen bei dauerhaft erhöhtem Blutzuckerspiegel zerstört Nerven und Gefäße.

TEIL II

DIE GESUNDHEIT ERHALTEN

1. PRÄVENTION: VORBEUGEN IST BESSER ALS HEILEN

LEBENSERWARTUNG UND LEBENSQUALITÄT

Die Lebenserwartung für Frauen liegt in Deutschland bei 82 Jahren, für Männer bei 76 Jahren. Sie steigt seit hundertsechzig Jahren konstant um 2,3 Jahre pro Jahrzehnt an. Die medizinischen Revolutionen im letzten Jahrhundert hatten darauf weniger Einfluss, vielmehr sind unsere Lebensbedingungen dafür ausschlaggebend. Medizinischer Fortschritt führte vor allem zum Rückgang tödlicher Krankheiten des Herz-Kreislauf-Systems und tödlicher Infektionskrankheiten. Durch die Verbreitung effektiver Sicherheitssysteme in den Kraftfahrzeugen gibt es immer weniger tödliche Verkehrsunfälle, das hat einen messbaren Einfluss auf die statistische Lebenserwartung. Wissenschaftler gehen davon aus, dass die Lebenserwartung weiter steigen wird. Wichtig ist aber nicht, wie alt wir werden; viel wichtiger ist, dass wir unser Alter selbstständig und mit einer hohen Lebensqualität verbringen können. Wissenschaftliche Studien zeigen, dass der Verlust der Selbstständigkeit als die größte Bedrohung im Alter angesehen wird. Mit zunehmenden Jahren werden Gesundheit, Lebenskraft und Lebensfreude immer wichtiger. Vorbeugende Maßnahmen müssen sich daran messen lassen, wie nahe sie diesen Zielen kommen – nicht allein daran, wie alt die Menschen laut Statistik werden.

WAS WIRKT IN DER GESUNDHEITSVORSORGE?

Welche Maßnahmen für eine bessere Lebensqualität sorgen, darüber wurde bislang kaum geforscht, aber wir wissen, was wir tun und was wir lassen sollten, wenn wir steinalt werden wollen. Lebensverlängernd wirken gute hygienische Verhältnisse, soziale Sicherheit, Schutzimpfungen, optimale medizinische Versorgung von Stoffwechsel- und Herz-Kreislauf-Erkrankungen, eine gesunde Ernährung, das Vermeiden von Übergewicht … und viel Bewegung. An erster Stelle steht aber: nicht Rauchen! Rauchen ist in Deutschland der wichtigste vermeidbare Risikofaktor und allein die Ursache von mehr als 100 000 Todesfällen pro Jahr. In den USA liegt die Kombination aus mangelnder Bewegung, Fehlernährung und Übergewicht bei den Todesursachen nur knapp hinter dem Rauchen und könnte bald die erste Stelle einnehmen. Es gibt eine große Zahl weiterer wichtiger Risikofaktoren, auf die ich hier nicht näher eingehen werde, weil das den Rahmen dieses Buches sprengen würde. Nach Anmerkungen zur gesunden Ernährung werde ich mich dem Thema »Bewegung« zuwenden.

EIN PAAR WORTE ZUM THEMA »GESUNDE ERNÄHRUNG«

Unsere Ernährung hat einen großen Einfluss auf unsere Gesundheit. Experten streiten seit Jahrzehnten über das Thema »gesunde Kost«; der Streit entzündet sich vor allem am richtigen Anteil von Fett, Kohlenhydraten und Eiweiß. Mich persönlich überzeugen die Argumente des ebenso unterhaltsamen wie streitbaren Ernährungswissenschaftlers Nicolai Worm. Er rät zu einer eiweißreichen und vielseitigen Mittelmeerkost:

Expertenrat für eine artgerechte Ernährung

- zum Frühstück: Obst und/oder Vollkornprodukte
- als Zwischenmahlzeit: Obst und/oder Sauermilchprodukte und/oder Nüsse
- als Vorspeise: Gemüse- oder Fleisch- bzw. Fischsuppen, in Öl eingelegte Gemüse (Antipasti) oder Rohkost mit Raps- oder Olivenöl-Dressing
- als Hauptmahlzeit: fettarmes Fleisch/Fisch/Meeresfrüchte/Eier, am besten abwechselnd
- zu den Hauptmahlzeiten: große Portionen verschiedener Gemüse und/oder Salate
- einmal pro Tag als Vorspeise oder als Beilage zu einer Hauptmahlzeit: eine Portion Vollkornteigwaren, Vollkornreis oder auch einmal Kartoffeln
- als Nachspeise: Käse, andere Sauermilchprodukte oder Obst/Obstsalate
- täglich 1 bis 2 Gläser Wein – am besten zum Essen

Über wichtige Empfehlungen sind sich allerdings die Forscher einig: Bei Kohlenhydraten sollten Vollkornprodukte bevorzugt werden. Ihre Nährstoffe werden im Organismus langsamer aufgeschlossen und überfordern so seine Selbstregulierung nicht. Die Energie aus Weißmehlprodukten ist dagegen sehr rasch verfügbar, und das »Zuckerhormon« Insulin wird im Übermaß ausgeschüttet. Diese Überreaktion führt nach einem raschen Abfall des Blutzuckers erneut zum Hungergefühl, man stillt den Hunger durch Nahrung … und so weiter. Fette sollten hochwertig sein; besonders geeignet sind hier Olivenöl und andere Pflanzenfette. Fetthaltige Fische liefern tierische Fette. Alle Experten raten dazu, viel Obst und Gemüse zu sich zu nehmen. Was wir trinken, sollte kalorienarm sein. Wasser, Tee und stark verdünnte Saftschorle decken den Bedarf vortrefflich. Genuss ist erlaubt – das gilt natürlich auch für Süßes von Eis bis Schokolade. Doch hier gilt der Grundsatz: »Weniger ist mehr.« Wir sollten Süßes also nicht einfach essen, sondern genießen, sodass wir nicht viel davon brauchen. Knabbern aus Langeweile, zum Beispiel beim Fernsehen, ist eine »Todsünde« und kann durch eine sonst gesunde Ernährung kaum ausgeglichen werden. In Chips und Co. stecken zu viele Kalorien, als dass man sie ungestraft nebenbei »futtern« könnte. Zu einem guten Essen gehört Zeit … deshalb heißt es auch Mahl*zeit*. Essen zwischendurch, nebenbei oder gar auf der Straße ist eine »Unkultur« und mit verantwortlich dafür, dass Übergewicht zur Epidemie wird. Die folgenschwere Fehlernährung großer Teile der Bevölkerung ist allerdings nicht allein auf »falsche Ernährung« zurückzuführen. Unsere Ernährung passt meist nicht zu unserer Lebensweise und unseren Lebensbedingungen, und das hat zur Folge, dass

- der Grundumsatz durch Mangel an Muskelmasse sinkt;
- der Energieverbrauch durch zusätzlichen Bewegungsmangel sinkt;
- die Nährstoffdichte vieler Nahrungs- oder Genussmittel durch die industrielle Verfeinerung steigt, wobei gleichzeitig die Konzentration an Ballaststoffen und Nährstoffen sinkt;
- der Lebensrhythmus mit geregelten Zeiten für Arbeit, Freizeit und Mahlzeit zunehmend verloren geht;
- Nahrung immer und überall verfügbar ist.

Dazu ein Zitat von Nicolai Worm aus seinem Buch *Täglich Fleisch*:

Eine ausgewogene Ernährung führt dem Körper alle Substanzen zu, um durch Bewegung und Training stark, belastbar und beweglich zu bleiben. Nahrungsergänzungsmittel brauchen wir bei vollwertiger Ernähung nicht. Wie hätte der Mensch sich über die Jahrtausende entwickeln können, wenn wir derartiger Ergänzung bedürften? Bei falscher oder einseitiger Ernährung liegt eine Nahrungsumstellung näher als der Griff zu teueren Wunderpillen.

Die vier Grundfunktionen der Bewegung sind Kraft, Beweglichkeit, Sicherheit in der Bewegungsausführung und Ausdauer. Einseitig auf ausdauernde Bewegung angelegte Programme verfehlen diese Ziele, weil sie überwiegend die Herz-Kreislauf-Funktionen fördern und die Muskulatur dabei nicht trainingswirksam beanspruchen. Dagegen sorgt Krafttraining nicht nur für Muskelmasse und für Kraft bis ins hohe Alter, es schult zudem die Beweglichkeit und indirekt auch die Bewegungssicherheit. Sogar die Ausdauer – eigentlich eine Domäne des Sports – nimmt mit Krafttraining zu. Somit hat Krafttraining einen hervorragenden Einfluss auf die vier Grundfunktionen körperlicher Bewegung:

- Kraft,
- Beweglichkeit,
- Ausdauer und
- Koordination.

Koordination

Unter »Koordination« verstehen wir die fein abgestufte Steuerung sämtlicher an einer Bewegung beteiligter Muskeln. Nimmt man die Feinabstimmung der Körperhaltung unter Bewegung dazu, so muss unser Nervensystem bei einer Bewegungsaufgabe mehrere Hundert Muskeln gleichzeitig koordinieren. Ein ausgewogenes Trainingsprogramm sollte in jedem Fall alle vier Grundfunktionen der Bewegung berücksichtigen. Und der Koordination kommt dabei eine ganz besondere Bedeutung zu. Sie entsteht, wenn wir gleiche oder ähnliche Bewegungsabläufe häufig üben, und sie ist spezifisch, das heißt, die im Gehirn verfügbaren Koordinationsprogramme können nicht einfach von einer Bewegungsform auf die andere übertragen werden. Wenn Sie beispielsweise Fahrradfahren gelernt haben, können Sie deshalb nicht besser Schwimmen. Selbst bei nahe verwandten Sportarten, wie Snowboarden und Skifahren, klappt die Übertragung nicht.

Komplexe Bewegungsabläufe werden immer wieder neu gelernt. Das zu wissen ist wichtig, wenn man den Einsatz von Koordinationstraining im Rahmen der Prävention richtig verstehen will. Sie vergeuden Ihre Zeit, wenn Sie in der Skigymnastik wedeln üben. Unsinnig sind aus diesem Grund auch die Argumente für die Hantel in der Diskussion, welche Trainingstechnologie den Vorzug haben sollte, denn die Koordination, die Sie im Hanteltraining erwerben, dient einzig und allein der sicheren Ausführung des Hanteltrainings. Sie funktioniert nicht einmal ohne die bewegte Last. Eine unter hoher Belastung erworbene Fähigkeit lässt sich nicht übertragen auf die gleiche Bewegung mit weniger Last. Die gute Koordination beim Hanteltraining ist allein für den Schutz vor Verletzung beim Hanteltraining wichtig, für sonst nichts.

Ihre Koordination ist von Ihrem aktuellen Kraftniveau abhängig und hat große Bedeutung, wenn es darum geht, Stürzen vorzubeugen. Das möchte ich Ihnen an einem Beispiel aus dem Krankenhausalltag veranschaulichen: Nach einem langen Krankenhausaufenthalt haben vor allem ältere Menschen oft Gangstörungen, die mit einem hohen Sturz- und Knochenbruchrisiko verbunden sind. Üblicherweise werden dann »Gehübungen« mit den Patienten gemacht, wobei allerdings spektakuläre Erfolge ausbleiben – das weiß ich aus eigener Erfahrung, denn ich habe selbst lange genug im Krankenhaus gearbeitet. Es geht einfach langsam voran. Woran das liegt, zeigt eine Studie, bei der die geschwächten Patienten statt Gangschulung ein intensives Krafttraining erhielten; sie eroberten in kurzer Zeit ihren sicheren Gang zurück. Der Zusammenhang erschließt sich dem gesunden Menschenverstand schnell: Vier Wochen Krankenhaus ändern an den im Gehirn einprogrammierten Bewegungsmustern nichts. Diese sind abgestimmt auf das gewohnte Kraftniveau. Das Gehirn und das Nervensystem können diese Leistung aber nur dann umsetzen, wenn die ausführenden Werkzeuge »in Ordnung« sind, und wenn die Patienten wochenlang das Bett hüten, sind sie es nicht.

Dieses Studienergebnis lässt sich auch auf das Schwinden motorischer Fähigkeiten mit zunehmendem Alter übertragen. Hier geschieht dasselbe wie bei mehrwöchiger Bettlägerigkeit, nur langsamer. Und die Folgen sind dieselben: Kraft geht verloren und die koordinativen Leistungen sinken, das heißt, die Bewegungssteuerung wird schlechter – Unsicherheit, sozialer Rückzug, erhöhte Sturz- und Verletzungsgefahr sind die bekannten und oft fatalen Folgen. Eine gute Muskelkraft ist also in jeder Lebensphase keine Luxusausstattung, sondern die notwendige (oder: die Not wendende) Grundausstattung für ein selbstständiges Leben.[7]

Ein in der Zivilisationsgeschichte bislang einmaliges Phänomen spielt sich derzeit vor unser aller Augen ab: Viele Kinder und Jugendliche leben so bewegungsarm, dass sie die Chance verpassen, eigentlich »alltägliche« Koordinationsabläufe zu erlernen. Sie können schlecht Fahrradfahren, nicht Rückwärtslaufen; sie lernen nicht, hinzufallen (was über Generationen unvermeidlich war), und ihnen fehlt es an Bewegungssicherheit durch eine Vielzahl von Spielsportarten. So »programmiert« und zudem mit wenig Bewegungslust ausgestattet, treten diese Menschen in spätere Lebensphasen. Diese jungen Menschen werden – wenn Sie ihren Lebensstil nicht verändern – mit Sicherheit in späteren Jahren Gebrechlichkeit früher und in anderer Form erleben als ihre Vorfahren.

Diese Entwicklung ist durch noch so gute Prävention nicht mehr aufzuhalten. Hier sind sich die Fachleute einig: Dieses enorme gesellschaftliche Problem ist nur durch einen Schulsport zu lösen, der diesen Namen auch verdient. »Täglich Sport für unsere Kinder!«, das ist eine nur scheinbar unrealistische Forderung. Der Sportunterricht sollte dringend grundlegend reformiert werden, denn sonst müssen wir alle teuer bezahlen, weil die Gesundheitskosten

7 Im Alter gibt es viele Krankheiten, die über eine Schädigung der Nerven und über die Beeinträchtigung der Sinnesorgane die Gleichgewichtsfähigkeit und das Sturzrisiko beeinflussen. Daraus resultierende Defizite können durch Krafttraining natürlich nicht beseitigt werden. Besonders sind solche Defizite bei den Spätfolgen der Zuckerkrankheit zu beobachten.

massiv steigen werden. Und ein Blick über die Landsgrenzen zeigt, dass das durchaus umgesetzt werden kann: Sport wird in vielen irischen Schulen täglich unterrichtet.

Ein wirksames Koordinationstraining beginnt in der Kindheit und dauert ein Leben lang. Wir brauchen dazu keine Spezialisten und kein besonders Training … ein artgerechtes Bewegungsverhalten von Kindesbeinen an reicht völlig aus.

AUSDAUERNDE BEWEGUNG

Ärzte, Sportwissenschaftler, Krankenkassen und sogar Politiker fordern – und fördern – seit Jahrzehnten: »Mensch, beweg dich!«, denn ausdauernde Bewegung fördert unsere Gesundheit. Doch erreichen die immer dringlicheren Appelle wieder meist nur diejenigen, die sich ohnehin schon bewegen. Die große Masse bleibt einfach sitzen. An dieser Stelle soll es um den Nutzen einer ausdauernden Bewegung gehen und darum, wie dieser zu erreichen ist. Über Ausdauersport gibt es viele gute Bücher, deshalb beschränke ich mich auf die wichtigen Fakten. Er steigert nicht nur unsere Ausdauer, er

- lässt außerdem die aerobe[8] Leistung ansteigen;
- steigert die Hirnleistung (das gilt entgegen früherer Meinungen von der Kindheit bis ins hohe Alter);
- aktiviert den Muskelstoffwechsel;
- verbessert das Zusammenspiel von Nerven und Muskulatur;
- hat eine positive Wirkung auf das vegetative Nervensystem[9];
- wirkt sich positiv auf das körperliche und seelische Wohlbefinden aus;

8 Unter »aerober Leistung« versteht man eine Leistung, die über einen längeren Zeitabschnitt erbracht werden kann, ohne dass der Körper in eine »Sauerstoffschuld« gelangt, also mehr Sauerstoff verbraucht, als in der gleichen Zeit über die Atmung zugeführt werden kann. Wie viel Sauerstoff aufgenommen werden kann, ist trainierbar. Und je mehr das ist, desto besser ist unsere Ausdauerleistungsfähigkeit.

- erhöht die allgemeine Leistungsfähigkeit;
- reduziert die Risikofaktoren für Herz-Kreislauf-Erkrankungen, Zuckerkrankheit und Fettstoffwechselstörungen und
- steigert den Energieverbrauch und korrigiert damit die Energiebilanz.

Die meisten Menschen speichern überschüssige Kalorien in Fettdepots. Diese genetische Veranlagung ist aber kein Irrtum der Natur, wie man vielleicht denken mag: Unsere Urahnen, die Steinzeitmenschen profitierten davon. Sie konnten in Zeiten guter Versorgung quasi »auf Vorrat« essen und in schlechten Zeiten von den Fettreserven zehren. In unseren Zeiten ist hochkalorische Nahrung jedoch ununterbrochen verfügbar, eine ausgeglichene Bilanz zwischen Energiezufuhr und Verbrauch schwer zu halten. Nur mit umfangreicher, ausdauernder Bewegung und gesunder Ernährung können wir Übergewicht langfristig korrigieren.

Wichtige Grundregeln, die den Erfolg beim Ausdauertraining sichern

- Trainingshäufigkeit: 3- bis 5-mal pro Woche;
- Trainingsdauer: 20 bis 60 Minuten kontinuierlich oder mindestens in 10-Minuten-Abschnitten;
- Intensität bei schlechtem Trainingszustand: mindestens 55 Prozent der maximalen Herzfrequenz während der gesamten Zeit der Belastung;
- Intensität bei mittlerem bis gutem Trainingszustand: 65 bis 85 Prozent der maximalen Herzfrequenz;
- zur Risikominderung: die Kombination von relativ geringer Intensität (55 bis 65 Prozent der maximalen Herzfrequenz) mit längerer Belastungsdauer (30 bis 60 Minuten) mindert das Risiko

9 Das vegetative Nervensystem ist für alle unbewusst ablaufenden Körperfunktionen verantwortlich wie Atmung, Herz- und Kreislaufregulation, Wärmeregulation, und es steuert Funktionen, die nur zum Teil willkürlich beeinflusst werden, wie die Darm- und Blasenentleerung und unsere sexuelle Aktivität.

von Herz-Kreislauf-Komplikationen beim Sport und ist deshalb besonders älteren Menschen zu empfehlen. Intensitäten, die über 75 Prozent der maximalen Herzfrequenz liegen, werden auch jüngeren und gesunden Menschen nur für höchstens 30 Minuten empfohlen.

Die maximale Herzfrequenz

Ihr Arzt ermittelt Ihre maximale Herzfrequenz bei einer sportärztlichen Untersuchung. Ab vierzig möchte ich Ihnen dringend anraten, sich von einem Arzt untersuchen und beraten zu lassen, bevor Sie neue sportliche Aktivitäten beginnen. Ist die »Belastungsherzfrequenz« bekannt, gelten die oben aufgeführten Empfehlungen. Folgende einfache Regeln haben sich in der Praxis ebenfalls bewährt:

- **Trainingspuls = 170 – $^1/_2$ Lebensalter,** bis zu einer Dauer von 30 Minuten. Wenn Sie mehr als 30 Minuten trainieren, oder beim Schwimmen, werden weitere 10 Herzschläge pro Minute abgezogen.
- **Subjektives Anstrengungsempfinden nach Borg:** Das Anstrengungsempfinden wird auf einer Skala von 0 (keine Anstrengung) bis 10 (maximale Anstrengung) bewertet. Leichte Anstrengung entspricht 2, mäßige 3, etwas schwere 4. In diesem Leistungsrahmen soll sich gesundheitsorientierter Ausdauersport abspielen. Trainieren Sie unter 4 auf dieser Skala, so ist Sprechen zwar nicht besonders sinnvoll, aber noch gut möglich. Die Borg-Skala entspricht der verbreiteten Regel: »Laufen ohne Schnaufen« – wer allerdings zu wenig »schnauft«, vertut seine Zeit, weil das Training nicht effektiv ist.

Einfache Regeln haben natürlich ihre Grenzen. Sie berücksichtigen die enormen individuellen Unterschiede in der Regulation des Kreislaufs, in der sehr unterschiedlichen Selbsteinschätzung und im Risikoprofil nicht.

Am besten ist das Ausdauertraining zu steuern, wenn man die Laktat-Konzentration im Blut misst. Laktat entsteht im Muskelstoffwechsel bei der Verbrennung von Zucker. Bei aerober Zuckerverbrennung steigt der Laktatspiegel im Blut nicht an. Reicht die Bereitstellung von Sauerstoff nicht aus, greift die Muskelzelle vermehrt auf die ohne Sauerstoff ablaufende anaerobe Verbrennung zurück, und der Laktatspiegel steigt ... der über die Bestimmung der »anaeroben Schwelle« eine sichere Trainingssteuerung zulässt. Der Aufwand rechtfertigt diesen »Goldstandard« aber nach meiner Auffassung nur im Leistungssport.

KÖRPERLICHE AKTIVITÄTEN IM ALLTAG

Eine gute Nachricht für unsportliche Menschen brachte die Forschung der vergangenen zwanzig Jahre ans Licht: Nicht nur Ausdauersport ist gesund, mit jeder flotten Bewegung im Alltag erobern Sie ein kleines Stück Gesundheit. Dabei addieren sich auch Bewegungsphasen unter 10 Minuten und wirken sich positiv auf Ihr körperliches Wohlgefühl aus. Zusammengefasst werden solche Aktivitäten in den »körperlichen Aktivitäten des täglichen Lebens«; wegen der Prägnanz und der Bekanntheit des englischen Terminus *Activities of Daily Living (ADL)* wird er hier meist verwendet. Wollen Sie Ihren Halte- und Bewegungsapparat aber bis ins Alter belastbar halten, reichen die ADL nicht aus. Andererseits sind sie die notwendige Basis für jedes Bewegungsprogramm, denn man kann nicht alles durch Sport oder Training ersetzten. Alltagsaktivität sorgt durch einen häufigen Wechsel der Haltung und reichlich Bewegung dafür, dass Knochen, Knorpel, Bandscheiben, Sehnen und Bänder ernährt werden. Und so kann stundenlanges Sitzen mit rundem Rücken durch Training oder Sport nicht ausgeglichen werden. Die vielen kleinen Gelenke der Wirbelsäule und Rippen sind auf ein gutes Bewegungsangebot, auch im Alltag, angewiesen.

Je nachdem, welchen Beruf Sie ausüben und welchen Hobbys Sie nachgehen, leisten die ADL auch einiges für die Ausdauer: Treppe statt Aufzug, der Gang ins Nachbarbüro statt einer E-Mail, »Botengänge« selbst erledigen und – noch besser – mit dem Rad zur Arbeit fahren oder zu Fuß gehen. Solche kleinen und großen Änderungen des Lebensstils bieten eine Chance, dem unbewegten Alltag zu entkommen. Wie viel die ADL zur Erhaltung der Gesundheit beisteuern, wird unterschätzt. Dem Organismus ist es egal, wodurch Sie Ihre Kalorien verbrennen. Der Gesundheitswert flotter Alltagsbewegung ist nicht viel geringer als der von Sport. Entscheidend ist, dass Sie ausreichend Kalorien durch körperliche Bewegung verbrauchen. Und der Gesamtkalorienverbrauch sollte laut der Empfehlungen des *American College of Sports Medicine* bei 2000 Kilokalorien pro Woche liegen. Den größten Sprung im alltäglichen Kalorienverbrauch machen Sie, indem Sie jede Gelegenheit nutzen, auf »fahrende Automaten« zu verzichten, und was für eine ausgeglichene Energiebilanz fehlt, sollten Sie durch Ausdauersport ergänzen. Beim Sport geht es hingegen nicht nur um die Kalorienbilanz; Sport hat viele Dimensionen, die zu nutzen sich lohnen.

Die Kraft hat Vorfahrt – ein Paradigmenwechsel

Als Leiter von »Qualitop«, der Interessengemeinschaft der schweizerischen Krankenversicherer zur Qualitätssicherung in Fitnesscentern, fordert Paul Eigenmann den Paradigmenwechsel[10]:

Bisher stand das Herz-Kreislauf-System absolut im Vordergrund. Aber jetzt gilt es, einen Paradigmenwechsel vorzunehmen: Das Herz-Kreislauf-System erhält den Status, der ihm angemessen ist. Es wird das Dienstleistersystem für die Muskulatur, den Körper und uns selbst. Der Paradigmenwechsel, der sich hier vollzieht, wird nicht überall auf Beifall stoßen, aber die Fakten sprechen für sich: Das Training der Muskulatur wird an Terrain gewinnen, weil die Trainierenden

- *einen doppelten Gewinn haben, indem Krafttraining die Muskeln und das Herz-Kreislauf-System gleichzeitig stärkt;*

10 *Qualitop*, Langhaldenstr. 4, CH-8280 Kreuzlingen, flash Nr. 02, 05/99

- *durch eine »größere« Muskulatur einen höheren Grundumsatz im Stoffwechsel erreichen;*
- *mehr Energie verbrauchen und damit zu einer ausgeglichenen Kalorienbilanz beitragen;*
- *dadurch eine günstigere Zusammensetzung des Körpergewichts (Verhältnis Fett / Magermasse) erreichen und*
- *dem mit dem Alter fortschreitenden Abbau der Muskelmasse vorbeugen.*

Was machen Muskeln eigentlich?

Die präventive Wirkung von Krafttraining erklärt sich aus den Funktionen der Muskulatur auf den Körper:

- Die Muskulatur ist verantwortlich für jede Bewegung.
- Sie gibt Rücken und Gelenken Stabilität und ermöglicht den aufrechten Stand.
- Muskulatur ist das größte Stoffwechselorgan des Menschen.
- Der Energieumsatz in Ruhe und Bewegung hängt von der Muskelmasse und der Aktivität ab.
- Als Nebenprodukt des Stoffwechsels versorgt die Muskulatur den Körper mit Wärme.
- Bei Störungen des Knochenstoffwechsels, des Zuckerstoffwechsels und des Fettstoffwechsels und bei Fettleibigkeit spielen Zustand und Aktivierung der Muskulatur eine zentrale Rolle.
- Die Muskelaktivität greift steuernd in den Hormonhaushalt ein und begünstigt die Produktion von Hormonen, die zu körperlichem Wohlbefinden, Knochen- und Muskelaufbau, gutem Schlaf und einem aktiven Sexualleben beitragen.
- Intensive Muskelarbeit wirkt ausgleichend auf das vegetative Nervensystem und fördert auf diesem Weg Wohlbefinden, Erholungsfähigkeit und Leistungsvermögen.

Welche Auswirkungen Krafttraining auf den Organismus hat, ist bis heute erst zum Teil erforscht, doch der aktuelle Forschungsstand reicht aus, um regelmäßiges Krafttraining in einem ausgewogenen Trainingsprogramm in jedem Lebensalter – vor allem aber jenseits der vierzig – dringend zu empfehlen.

Die Präventionspyramide »Bewegung«

Die Pyramide zeigt, wie sich unter heutigen Lebensverhältnissen Bewegung zusammensetzen sollte. Grundlage für Gesundheit durch Bewegung sind alltägliche Aktivitäten, die wir so wenig wie möglich durch »Automaten« ersetzen sollten. Die wenigsten Menschen können ihren Bedarf an Bewegung und Belastung durch ADL und Sport abdecken. Gesundheitsorientiertes Krafttraining schließt diese Lücke und macht den Körper zugleich fit für den Sport.

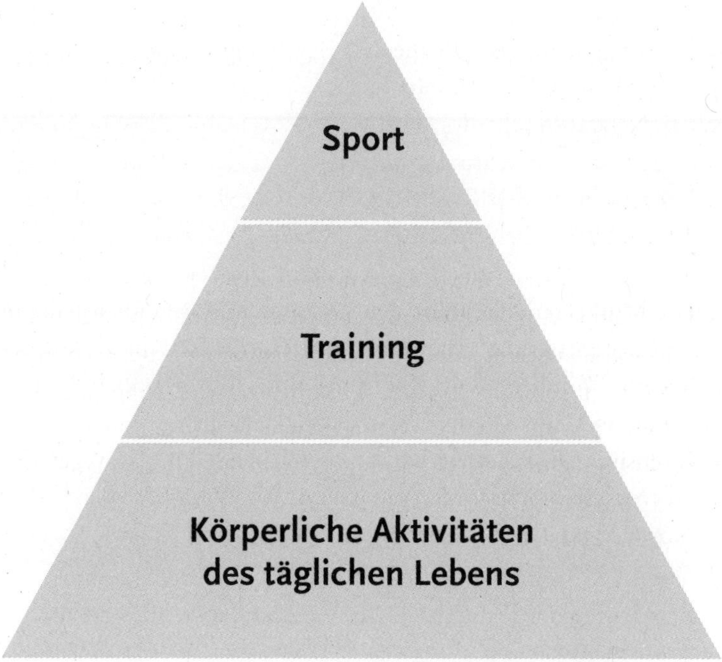

Vier Regeln für ein besseres und längeres Leben
Die folgenden vier Regeln leiten sich aus den Ergebnissen einer umfangreichen wissenschaftlichen Studie ab. Es handelt sich hierbei um die von einem Forscher der Universität Cambridge geleitete *EPIC-Norfolk-Studie*, in der über 20 000 Frauen und Männer elf Jahre lang beobachtet wurden. Ausgewertet wurde der Einfluss des Lebensstils auf das Sterberisiko. Die vier nach dieser Studie wichtigsten und wissenschaftlich gesicherten Lebensregeln für ein langes Leben sind

- nicht rauchen,
- mäßig Alkohol trinken,
- gesund essen – das heißt fünf Portionen Obst oder Gemüse pro Tag … und
- Sport treiben.

Tägliche Erfahrung zeigt, dass dieser Lebensstil nicht nur das Leben verlängert, sondern auch die Lebensqualität steigert. Und die sollte im Mittelpunkt aller Anstrengungen im Bereich der Gesundheitsvorsorge stehen.

KRAFT UND BALANCE ERHALTEN

Nach meiner Erfahrung bleibt bei einer Reihe häufiger und sehr schmerzhafter Krankheiten ohne effektive Dehnübungen der Erfolg einer Behandlung aus. Diese sollten allerdings nur nach exakter Anleitung gemacht werden. Wirkungsvoll ist es aber nicht nur, wenn Sie sich mit krankengymnastischen Techniken dehnen, bei einigen Muskeln ist Krafttraining an guten Trainingsmaschinen dem manuellen Dehnen sogar überlegen. Krafttraining macht nicht nur stark, es kann gleichzeitig muskuläre Ungleichgewichte beseitigen … wenn die Qualität stimmt, das heißt, die technischen Eigenschaften der Trainingsmaschinen und die Trainingslehre sollten anspruchsvoll sein.

Voraussetzungen für die Wirksamkeit von Krafttraining bei Dysbalancen sind:

- Maschinen, die gegen einen variablen, also veränderlichen Widerstand eine Bewegung von Beugern und Streckern über den vollen Bewegungsumfang ermöglichen;
- eine langsame Ausführung der Bewegung;
- die Betonung der Dehnphase in voller Streckung und/oder Beugung und
- die langsame Steigerung der Trainingsgewichte.

Steigern Sie den Trainingswiderstand zu rasch, so gehen gerade die Übungselemente verloren, die einen Dehnreiz bewirken. Ich weiß, dass ich für diese Aussage in der Fachwelt häufiger Kopfschütteln ernte als Zustimmung. Spärliches Wissen über fortschrittliche Trainingstechnik und hoffnungslos veraltete Trainingsmaschinen, mit denen gerade bei muskulären Dysbalancen mehr Schaden als Nutzen erreicht wird, sind nach meiner Auffassung die Gründe für den Expertenstreit.

2. KIESER TRAINING

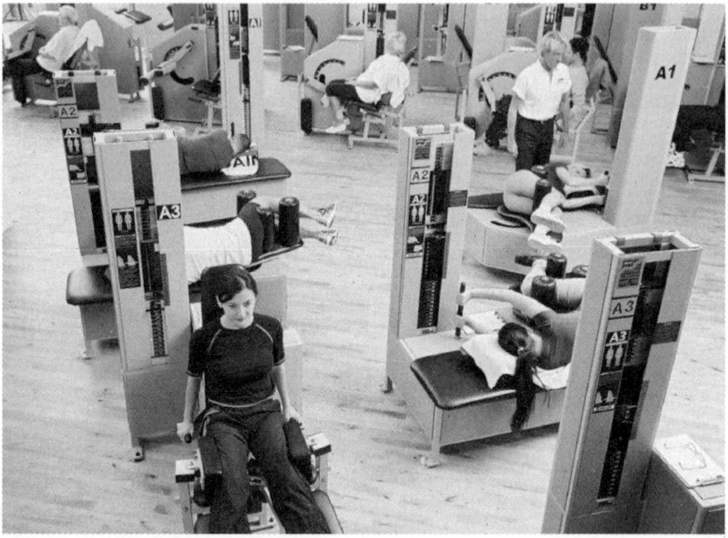

WEIT MEHR ALS NUR KRAFTTRAINING!

Kieser Training ist »neuromuskuläres Training« und reicht in seiner Wirkung weit über die Steigerung der Muskelkraft hinaus. Die Zunahme der Muskelmasse bedeutet eine Aktivierung des größten Stoffwechselorgans, die sich auch auf die Stoffwechselleistungen in anderen Organen auswirkt. Wer trainiert ist, verbrennt mehr Zucker und Fettsäuren in den Muskelzellen. Durch lokale Zug- und Biegebelastungen wird der Knochenstoffwechsel angeregt. Testosteron und andere anabole (aufbauende) Hormone werden freigesetzt. Wärmehaushalt, Energiebilanz und die Zusammensetzung des Körpers stehen in direktem Zusammenhang zu Muskelmasse und Muskelaktivität. Das Training verbessert außerdem das Zusammenspiel der motorischen Nervenzellen mit den Muskelfaserbündeln. Die raschere Ansteuerung der Muskulatur durch das Nervensystem und die bessere Verfügbarkeit vorhandener Kraft sind Ergebnisse, die schon sehr bald nach Beginn des Trainings einsetzen. Umgekehrt wirkt intensive Muskelarbeit ausgleichend auf das vegetative Nervensystem … weshalb wir uns nach getaner körperlicher Arbeit wohlfühlen. Krafttraining kräftigt zudem unsere Sehnen und macht die Sehnenansätze belastbarer. Reizungen der Sehnenansätze können bei guter Trainingssteuerung vermieden und sogar nachhaltig geheilt werden.

Natürlich nimmt auch unsere muskuläre Leistungsfähigkeit zu. Die Maximalkraft wird ebenso gefördert wie die Kraftausdauer. Praktische Bedeutung hat die Steigerung der Kraft nicht nur dafür, dass wir Lasten gut heben und tragen können, oder für sportliche Leistungen, für die Gesundheit weitaus wichtiger ist die stabilisierende Kraft für Rücken und Gelenke.

Kieser Training tritt nicht in Konkurrenz zum Sport. Im Gegenteil, das Training bereitet viele erst körperlich auf den Sport vor. Und es gleicht Muskeldysbalancen aus, senkt das Sturz- und das Verletzungsrisikos, steigert die Leistungsfähigkeit und damit auch die Freude am Sport – all das dürfen Sie sich von Kieser Training erwarten. Dieses Training ist kein »eindimensionales Schmalspurtraining«, wie manche Kritiker meinen. Wer so argumentiert, hat nicht verstanden, in welchen Dimensionen neuromuskuläres Training wirkt.

Wissenschaftlich ist der Nutzen des Krafttrainings nicht mehr abzustreiten. Vor dreißig Jahren glaubten wir noch, dass Krafttraining jenseits der Vierzig keinen Nutzen hätte, doch heute wissen wir um die Wirkung von Krafttraining auf den gesunden und auf den kranken Körper – und dennoch wird dieses Wissen in der ärztlichen Praxis wenig genutzt. Hier ist noch viel Aufklärung zu leisten. Mut macht eine Titelgeschichte im *Deutschen Ärzteblatt* vom März 2004, in der die Autoren den wissenschaftlich gesicherten Nutzen des neuromuskulären Trainings im Alter betonen. Besonders bedeutungsvoll für die Praxis ist, dass Krafttraining erwiesenermaßen oft erst die Voraussetzungen für ausdauernde Bewegung schafft. Krafttraining steht am Anfang eines guten Trainingsprogramms! Unabhängige wissenschaftliche Information erhalten interessierte Laien und Fachleute aus Publikationen,[11] auf die hier nur verwiesen wird. Eine Erörterung des Forschungsstands würde den Rahmen dieses Buchs sprengen.

DIE TRAININGSLEHRE

Jedes Training folgt dem Prinzip: Reiz – Reaktion – Superkompensation. Der Trainingsreiz bewirkt als Reaktion eine lokale Ermüdung bis hin zur lokalen Erschöpfung. Während der bis zu achtundvierzig Stunden dauernden Erholung ist der Muskel nun schwächer. Dann kehrt er zum Ausgangsniveau zurück und überschreitet dieses um ein wenig, das heißt, die Kraft geht jetzt über das ursprüngliche Ausgangsniveau hinaus. Diese biologische Reaktion nach einem überschwelligen Reiz nennt man »Superkompensation«.

Hätte unser Organismus nicht die Fähigkeit zur Superkompensation, so wäre jedes Training nutzlos. Das ist eine Tatsache, auf der jede Trainingslehre beruht. Und so sind Art und Stärke des Trainingsreizes beim Trainieren ebenso wichtig – das heißt auch: indi-

11 American College of Sports Medicine: »Position stand on the recommended quantity and quality of exercise for developing and maintaining cardiorespiratory and muscular fitness in healthy adults«, in *Medicine & Science in Sports & Medicine*, Ausgabe 22: Seite 265–274, 1990; Jeschke, Dieter; Zeilberger, Karlheinz: »Neuromuskuläres Training im Alter«, in *Deutsches Ärzteblatt*, Nr. 12, 19. März 2004, oder über www.däb.de; *Qualitop*, die Interessengemeinschaft der Krankenversicherer zur Qualitätssicherung in Fitnesscentern, flash Nr. 02, 05/99; Graves, James; Franklin, Barry: *Resistance Training For Health And Rehabilitation*. Human Kinetics, 2001

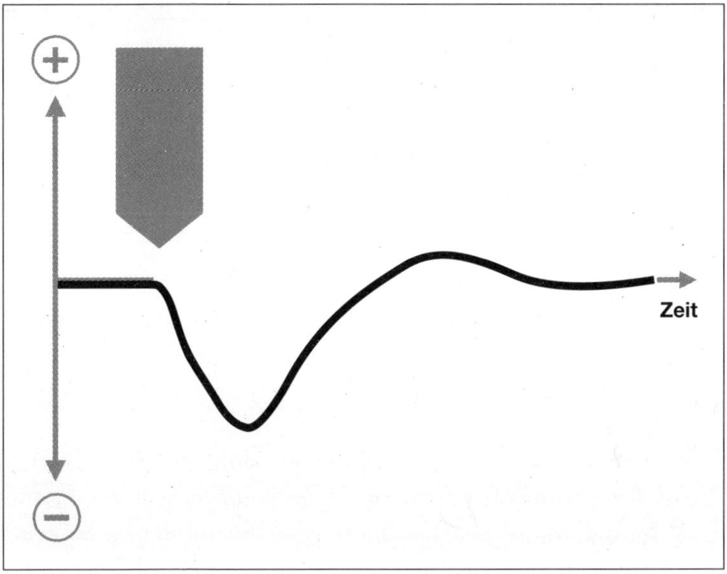

Nach einem Trainingsreiz (großer Pfeil) sinkt die momentane Leistungsfähigkeit durch Ermüdung. Nach Erholung liegt das Leistungsniveau vorübergehend über dem Ausgangsniveau. Diese biologisch sinnvolle Anpassung an ungewohnte oder häufige Reize nennt man »Superkompensation«.

viduell verschieden – wie die Trainingshäufigkeit. Wenn Sie zu früh ins nächste Training kommen, trainieren Sie in die Erschöpfung hinein, und Ihre Kraft nimmt ab. Trainieren Sie hingegen zu selten, nutzen Sie die günstigere Ausgangslage durch die Superkompensation nicht. Sie bleiben auf Ihrem Ursprungsniveau und verschwenden Ihre Zeit.

Werner Kieser hat seine Trainingslehre in enger Zusammenarbeit mit führenden wissenschaftlichen Einrichtungen der USA entwickelt. Herausragende Bedeutung für die Forschung im Bereich des Krafttrainings hatte das *Center of Exercise Science* der Universität von Florida unter der Leitung von Michael Pollock. So erklärt sich die hohe Übereinstimmung der Kieser Trainingslehre mit den

Empfehlungen des *American College of Sports Medicine* – ACSM. Die wichtigsten Elemente der Kieser-Trainingslehre sind:

- Langsame, ruckfreie Bewegungsausführung im Rhythmus 4 : 2 : 4, das bedeutet: Heben des Gewichts in vier Sekunden, Halten des Gewichts in voller Kontraktion über zwei Sekunden, Absenken des Gewichts in vier Sekunden.
- Ziel ist eine deutliche lokale Ermüdung bis zur lokalen Erschöpfung, um eine optimale Reaktion (Superkompensation) zu erzielen.
- Kieser Training ist ein Einsatz-Training. Die zehn Übungen eines Programms werden pro Training nur einmal durchgeführt. In der Aufbauphase sind zwei Trainings pro Woche optimal. Für das langfristige Erhaltungstraining werden ein bis zwei Trainings pro Woche empfohlen.
- Die optimale Anspannungszeit liegt zwischen 60 und 90 Sekunden; wird diese überschritten, wählt der Kunde für das nächste Training ein um maximal 5 Prozent höheres Trainingsgewicht … und das so lange, bis der Zielkorridor erreicht ist. Umgekehrt wird das Gewicht bei einer Anspannungszeit unter 60 Sekunden herabgesetzt.
- Im Training wird der verfügbare, schmerzfreie Bewegungsumfang ausgeschöpft. Dieser wird im Kieser Training als »ROM« *(Range of Motion)* bezeichnet.
- Spieler und Gegenspieler (zum Beispiel Beuger und Strecker) eines Gelenks werden in einem Programm trainiert, um muskulären Dysbalancen entgegenzuwirken.
- Die Qualität des Trainings hat stets Vorrang vor der Intensität, das bedeutet, höhere Trainingsgewichte dürfen die korrekte Durchführung der Übungen nicht beeinträchtigen.
- Kieser Training ist immer Ganzkörpertraining mit einem ausgewogenen Training der Muskulatur des Ober- und des Unterkörpers.
- Während der Übung darf die Luft nicht angehalten werden.

Pressatmung erhöht den Blutdruck und damit bei gefährdeten Patienten das Risiko von ungesunden Herz-Kreislauf-Reaktionen unnötig.

- Abweichende Trainingsregeln werden vom Arzt in der ärztlichen Trainingsberatung angeordnet, sofern diese zur Risikominderung oder für eine optimale Trainingssteuerung nötig sind. Der Arzt legt außerdem individuelle Trainingsschwerpunkte fest.
- Bei häufigen oder ständigen Schmerzen, bei Herz-Kreislauf-Krankheiten oder erheblicher körperlicher Beeinträchtigung ist eine ärztliche Vorabklärung obligatorisch. Bei allen anderen Kunden soll die ärztliche Trainingsberatung vor dem dritten, spätestens aber vor dem zehnten Training in Anspruch genommen werden.

Weitere Informationen zur Trainingslehre können Sie in den Büchern von Werner Kieser nachlesen. Eine Übersicht finden Sie im Literaturverzeichnis (Seite 230) am Ende dieses Buchs.

HANTEL ODER MASCHINE?

Vorab eine Klärung: Kaum eine Sportart stärkt – neben den schon beschriebenen Auswirkungen des Ausdauertrainings – gleichzeitig die Muskulatur. Je intensiver Sie also einen Sport betreiben, je einseitiger das Belastungsprofil ist, desto mehr provozieren Sie Muskeldysbalancen. Ausdauersport kann deshalb Krafttraining in keinem Fall ersetzen. Umgekehrt ist Krafttraining aber eine ideale Vorbereitung und ein effektiver Ausgleich für die ungleichmäßige Belastung in fast allen Sportarten. Dazu schreibt Dieter Jeschke im *Deutschen Ärzteblatt*[12]:

Sportlich Aktive sollten sich bewusst sein, dass nicht jede Sportart den gleichen leistungs- und gesundheitsverbessernden Wert hat, sondern

12 Jeschke, Dieter; Zeilberger, Karlheinz: »Neuromuskuläres Training im Alter«, in *Deutsches Ärzteblatt*, Nr. 12, 19. März 2004, Seite 798

dass defizitäre Leistungskomponenten durch spezifische Trainingsmaßnahmen, am besten unter Anleitung, kompensiert werden müssen.

Die einzige mir bekannte Ausnahme stellt das Sportklettern dar. Wie bei keinem anderen Sport werden hier Kraft, Ausdauer und Koordination zugleich gefordert und auch gefördert. Doch die praktische Erfahrung zeigt, dass selbst Kletterer von einem hochwertigen Krafttraining profitieren können, vermutlich weil es die oft massiven Muskelverkürzungen korrigiert.

Für effektives Krafttraining sind jedoch technische Hilfen nötig. Warum Maschinen bei geringerem Risiko mehr leisten als Hanteln, wird im Folgenden deutlich werden, wenn ich auf die Anforderungen eingehe, die wir heute an gute Trainingsmaschinen stellen.

Trainingsmaschinen sind »klüger« als Hanteln

Beim Hanteltraining wird das Trainingsgewicht in der Regel frei geführt, was neben der Hauptwirkung zusätzlich die Koordination steigern soll. Dass das so nicht stimmt, habe ich schon erläutert. Die technischen Eigenschaften von Trainingsmaschinen hingegen steigern die Effektivität und fördern die Verträglichkeit des Krafttrainings. Ein medizinisch begründetes Training kommt ohne diese Optimierung nicht aus. Da über die Eigenschaften der Maschinen wenig bekannt ist, werde ich sie hier ausführlich erläutern:

- Trainiert wird gegen »variablen« Widerstand, das heißt, dass der zu überwindende Widerstand im Bewegungsablauf nicht gleich bleibt. Er wird Winkel für Winkel der natürlichen Kraftkurve angepasst. Belastungsspitzen treten im Bewegungsablauf ebenso wenig auf wie Unterforderung. Diese exakte Anpassung führt zu hoher Effektivität bei guter Verträglichkeit.

  Ein Beispiel: Die Armbeuger überwinden bei gestrecktem Ellbogen einen viel geringeren Widerstand als bei etwa 110 Grad Beugestellung. Eine gute Trainingsmaschine verändert den zu überwindenden Widerstand so, dass der Trainierende ihn über den

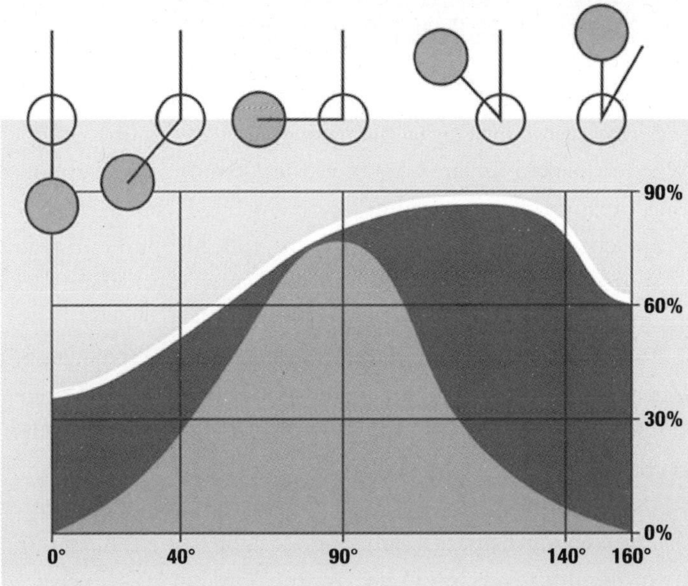

ganzen Bewegungsablauf als gleichbleibend empfindet. Entsprechend gleichmäßig wirkt der Trainingsreiz auf die beteiligten Beugemuskeln, eine Verletzungsgefahr ist nahezu ausgeschlossen.

- Der Muskel oder die Muskelgruppe, die bei einer Übung trainiert werden, sollen so gut wie möglich isoliert werden. Bei natürlichen Bewegungen arbeiten, meist über mehrere Gelenke, viele Muskeln zusammen. Im Training greifen wir mit technischen Mitteln einzelne Muskeln oder Muskelgruppen heraus, um sie gezielt zu trainieren. Diese »Isolation« ist Voraussetzung dafür, dass der Muskel beim Training gegen variablen Widerstand über den gesamten Bewegungsbereich richtig belastet wird. Das gelingt durch die sichere Fixierung des Körperbereichs, in dem der betreffende Muskel seinen Ursprung hat, und dadurch, dass das Widerstandspolster möglichst nahe am Muskelansatz positioniert wird. Diese exakte Isolation ist allerdings nur bei Muskeln möglich, die über ein Gelenk ziehen, mehrgelenkige Muskel können nicht isoliert werden.

- Für jede Übung wird die Maschine so eingestellt, dass beispielsweise die Achse des Kniegelenks genau übereinstimmt mit der Achse des Bewegungsarms der Maschine. Das mag kompliziert klingen, ist jedoch einfach. Stimmen die Achsen überein, gibt es keine »exzentrischen« Gelenkbelastungen, und der harmonische Bewegungsablauf vermindert die auf das Gelenk einwirkende Last. Bei Patienten mit Arthrose sorgt die »Kongruenz der Achsen« dafür, dass sie das Training auch vertragen. Dieser Vorgang ist von der Wirkung her vergleichbar mit dem Auswuchten von Autoreifen: Läuft das Rad rund, werden unerwünschte, das Fahrzeug schädigende Kräfte auf Achse und Fahrgestell klein gehalten. Unwucht dagegen erhöht die Belastung und damit den Verschleiß.
- Die Maschine erlaubt ein Training über den vollen *Range of Motion* (ROM; Bewegungsumfang). Das ist unerlässlich für die Korrektur muskulärer Dysbalancen. Wird etwa der Beuger eines Gelenks über den vollen ROM trainiert, erfährt sein Gegenspieler einen Dehnreiz. Dieses Prinzip funktioniert bei einigen Muskeln, die zu Verkürzung neigen, hervorragend und gleicht muskuläre Dysbalancen aus.
- Banal, aber wichtig ist die Forderung nach guter Dosierbarkeit. Selbst bei einem großen Arsenal an Eisenplatten im Hanteltraining ist das Maschinentraining überlegen. Doppelgewichtsblöcke erlauben eine Feineinstellung im Pfundbereich, das ist wichtig für alte Menschen, für Menschen mit empfindlichen Gelenken, aber auch für Gesunde, wenn sie im Krafttraining ihre Grenzen ausloten.
- An guten Maschinen sind die beweglichen Massen genau austariert. Die beweglichen Teile werden durch ein Gegengewicht »schwerelos« gemacht, sodass sie während des Bewegungsablaufs nicht durch ihr Eigengewicht helfen oder bremsen können. Das ist vor allem für empfindliche Körperbereiche wie die Halswirbelsäule von Bedeutung, aber auch wenn der Bewegungsarm der Maschine sehr schwer ist.

- Zuletzt noch ein Punkt, der für die Effektivität besonders wichtig ist, bei der Konstruktion von Trainingsmaschinen aber oft übersehen wird: die reibungsarme Lagerung des Bewegungsarms. Zieht sich ein Muskel beim Heben eines Gewichts zusammen, muss er sich nicht nur gegen äußere Widerstände bewegen. Er überwindet auch die innere Reibung des Muskels. Diese addiert sich zur Bewegungsaufgabe. Und umgekehrt, wenn das Gewicht gesenkt wird, bremst die Muskelreibung und erleichtert die Arbeit. In einer schlecht gelagerten Maschine wirkt sich das folgendermaßen aus: Beim Heben des Gewichts müssen das äußere Hindernis, die innere Reibung des Muskels und die hohe Reibung des Lagers der Maschine überwunden werden. Und in der Phase des Absenkens trifft das Gegenteil zu: Muskelreibung *und* Reibung des Lagers bremsen und erleichtern die zu leistende Arbeit. Schon von Natur aus kann ein 20 Prozent schwereres Gewicht abgesenkt werden, sodass es gar nicht so einfach ist, während des Absenkens einen trainingswirksamen Reiz aufrechtzuhalten. Eine schlecht gelagerte Maschine macht das unmöglich. Das führt so weit, dass der Trainingseffekt halbiert wird, weil der Muskel nur in der Kontraktionsphase (beim Heben der Last) trainingswirksam belastet wird. Das ist kompliziert, aber wichtig und nur durch einen guten Bau der Maschine zu meistern!

Zur besseren Übersicht sind diese wichtigen Eigenschaften, die gute Trainingsmaschinen erfüllen sollten, hier noch einmal in einer Tabelle zusammengestellt:

Anforderungen an Trainingsmaschinen	
Eigenschaften	**Wirkungen**
variabler Widerstand	gleichmäßige Trainingswirkung über den gesamten ROM ohne Belastungsspitzen
Isolation	gezielte und individuell auf den Muskel abgestimmte Trainingswirkung
Übereinstimmung der Gelenkachsen mit den Achsen der Bewegungsarme der Trainingsmaschinen	geringe Gelenkbelastung
Training über vollen Bewegungsumfang (ROM; *Range of Motion*)	Erhaltung oder Verbesserung der Beweglichkeit
gute Dosierbarkeit	Steigerung von Verträglichkeit und Wirkung
austarierte Massen (ohne Gewicht ist der Bewegungsarm »schwerelos«)	keine zusätzliche Belastung oder Entlastung, je nach Stellung des Körpers
reibungsarme Lagerung des Bewegungsarms	keine unnötige Belastung beim Heben des Gewichtsblocks; beim Absenken des Gewichtsblocks keine künstliche Reduzierung des Trainingswiderstand
Einstiegshilfen	ermöglichen Personen mit Bewegungseinschränkungen das beschwerdefreie Ein- und Aussteigen in die Trainingsmaschine bzw. aus der Maschine; Vermeidung von Fehlbelastungen zu Beginn und am Ende des Trainings.

Tabelle 1

Die präventive Wirkung des Kieser Trainings

Die präventive Wirkung des Kieser Trainings leitet sich aus dem Wirkungsprofil des neuromuskulären Trainings ab. Die Verbesserung körperlicher Grundfunktionen zieht positive Veränderungen für die Gesundheit nach sich. Entscheidend ist in jedem Fall die Ausgangslage. Regelrechte Funktion wird erhalten, gestörte Funktion korrigiert. Praktische Bedeutung haben die folgenden Wirkungsschwerpunkte:

- vermindertes Verletzungsrisiko;
- höhere Belastbarkeit von Rücken und Gelenken;
- bessere Ernährung von Bindegewebsstrukturen ohne eigene Blutversorgung (Gelenkknorpel und Bandscheiben);
- Kräftigung von Bändern, Sehnen und Sehnenansätzen mit erhöhter Belastbarkeit;
- Prophylaxe von Nacken-, Rücken- und Gelenkschmerzen durch alle bisher genannten Wirkungen;
- Haltungskorrektur;
- allgemeine Leistungssteigerung;
- Vermeidung von Muskelschwund im Alter;
- Osteoporoseprophylaxe;
- Entlastung von Herz und Kreislauf durch »Ökonomisierung« der Muskelarbeit;
- Unterstützung bei Gewichtsabnahme;
- verzögerte Entwicklung von »Alterszucker«.

SO LERNEN SIE »KIESERN«

Der Einstieg ins Kieser Training wird Ihnen durch ein kostenloses Einführungstraining erleichtert, darauf folgen zwei weitere Trainings in Begleitung eines »Instruktors«. Von der vierten bis neunten Einheit trainieren Sie selbstständig. Beim zehnten Training ist der Instruktor wieder dabei. Sie lernen in dieser Einführungsphase, wie Sie die Maschinen einstellen, wie sie jede Sitzung auf der Trainingskarte dokumentieren und wie Sie die Trainingsgewichte steigern. Vor allem aber wird der korrekte Bewegungsablauf geschult. Nach dieser »Lehrzeit« sollten Sie alle zwanzig Trainings wieder mit Begleitung trainieren. Neben der immer wiederkehrenden Kontrolle der Trainingsqualität wird bei diesen Terminen das Übungsprogramm weiterentwickelt. Auf diese Weise bauen Sie innerhalb von ein bis zwei Jahren alle wichtigen Muskeln auf. Das folgende Schema gibt Ihnen einen Überblick:

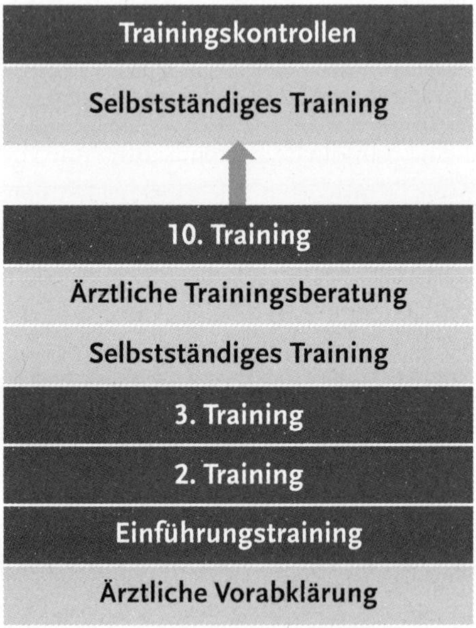

Bei allen dunkel unterlegten Trainings werden Sie von einem Instruktor begleitet. Ob eine ärztliche »Vorabklärung« ratsam ist oder eine ärztliche Trainingsberatung, hängt von Ihrem Gesundheitszustand ab. Wenn Sie unsicher sind, ob Kieser Training für Sie das Richtige ist, sollten Sie sich vor Trainingsbeginn vom Arzt in der Vorabklärung beraten lassen. Verpflichtend ist die Vorabklärung, wenn Sie häufig oder andauernd Schmerzen haben oder wenn Sie an Herz-Kreislauf-Krankheiten oder unter anderen schwerwiegenden Erkrankungen leiden. Dazu bringen Sie aktuelle medizinische Untersuchungsbefunde, Krankenhausberichte und Röntgenbilder mit.

Der Arzt stellt für Sie die Weichen

Sie werden vor Trainingsbeginn sicher viele Fragen haben, auf die Sie eine fachkundige Antwort suchen, etwa:

- Werde ich die Trainingsbelastung vertragen?
- Können die Beschwerden schlimmer werden?
- Kann ich meine Ziele durch Training erreichen?
- Eignet sich das selbstständige Training für mich?
- Ist eine Kräftigungstherapie erforderlich?
- Sind zu Beginn oder begleitend weitere ärztliche oder therapeutische Maßnahmen sinnvoll?

Der Arzt wird eine gründliche Bestandsaufnahme vornehmen und dann Ihre Fragen beantworten. Sie entscheiden gemeinsam über den weiteren Weg. Nicht allein die richtige Wahl, ob Training und Therapie ansteht, trägt zum Erfolg bei, genauso wichtig ist es, dass Instruktoren und Therapeuten genaue Anweisungen gegeben werden über die Auswahl der Trainingsmaschinen, eventuelle Veränderungen in der Durchführung einzelner Übungen und der Trainingsintensität. Unter diesen Voraussetzungen ist Kieser Training für die meisten Menschen gut verträglich und wirksam.

Aufwand und Ertrag stehen in einem guten Verhältnis

90 bis 120 Sekunden Spannungsdauer pro Woche reichen aus, um einen Muskel oder eine Muskelgruppe auf Dauer fit zu halten. Sie benötigen 0,018 Prozent Ihrer Wochenzeit pro Muskel oder 0,18 Prozent Ihrer Zeit für ein ganzes Trainingsprogramm!

Diese Rechnung ist eindrucksvoll, doch geht sie an der Wirklichkeit vorbei, da das ganze Drumherum mit Wege- und Wechselzeiten nicht berücksichtigt ist. Realistisch für das »Erhaltungstraining« ist ein Aufwand von ein bis zwei Stunden pro Woche. Mit 1,2 Prozent tatsächlichem Zeitaufwand pro Woche für ein Ganzkörperprogramm ist Krafttraining in jedem Zeitplan unterzubringen und eine gute Investition in die Zukunft.

Vom Training zur Therapie – ein fließender Übergang

Kieser Training wirkt vom lästigen Zipperlein bis hin zu ernsten Wirbelsäulen-Krankheiten. Ein Schmalspur-Konzept könnte niemals allen Leiden gerecht werden. Bei vielen Störungen am Bewegungsapparat birgt Krafttraining keine Risiken. Hier reicht ein gut angeleitetes und regelmäßig überprüftes selbstständiges Training, um sicher ans Ziel zu gelangen. Auf der anderen Seite steht aber die fortgeschrittene Osteoporose mit der Gefahr von Wirbelbrüchen – auch im Training. Sie stellt maximale Anforderungen an Therapeut und Maschine, um die Ziele der Trainingstherapie sicher zu erreichen. Um allen Anforderungen gerecht zu werden, um Risiken zu vermeiden und um Nutzen und Aufwand in ein gutes Verhältnis zu setzen, bewährt sich die Gliederung in das überwiegend präventive selbstständige Training und die ärztlich geleitete Medizinische Kräftigungstherapie (MKT). Die Übergänge zwischen Vorbeugung und Therapie sind fließend, besonders bei Erkrankungen großer Gelenke »heilen« sich viele Kunden von Kieser Training nach sorgfältiger Abklärung und Trainingsplanung ohne spezielle medizinische Maßnahmen selbst. Patienten mit chronischen Rückenschmerzen brauchen den hohen apparativen und personellen Aufwand der MKT. Beides unter einem Dach, dieses Angebot bewährt sich im Alltag. Auf die MKT werde ich in Teil III unter »Meine Werkzeuge« (Seite 142 ff.) und »Häufige Krankheiten und ihre Behandlung« (Seite 152 ff.) näher eingehen, in dem es um die Heilung chronischer Leiden und um Rückfallprophylaxe geht.

3. JUGEND UND ALTER

Eine Generation ohne Kondition wächst heran. Natürlich gilt das nicht für alle, 15 bis 20 Prozent gehören zur »Bewegungselite«, die sich immer mehr bewegt. Die anderen sind »schlapp« geworden: 1976 lief ein durchschnittlicher Zehnjähriger in sechs Minuten 1024 Meter. Heute schafft er in der gleichen Zeit nur noch 876 Meter. Das sind 15 Prozent weniger[13]. Egal ob wir unser Augenmerk auf Kraft, Ausdauer oder Geschicklichkeit richten, die körperliche Leistungsfähigkeit nimmt drastisch ab. Unsere Kinder sind schwächer und gleichzeitig »kräftiger« geworden: In den letzten 25 Jahren hat ein Zehnjähriger im Schnitt drei Kilo zugelegt – Tendenz steigend. Und die Eltern stehen ihren Kindern leider nicht nach. Bewegung ist *out*, Sportvereine und Schulsport bieten kein Gegengewicht zu unserem bewegungsarmen Lebenswandel. Die Vereine sind für die junge Generation nur noch wenig attraktiv, der Schulsport kann das nicht ausgleichen. Zu oft fehlen Sportlehrer, und allzu häufig fällt der Sportunterricht aus. Wenn er doch stattfindet, bewegt sich ein Kind pro Stunde höchstens 15 Minuten aktiv.

DIE FITNESS VON KINDERN UND JUGENDLICHEN

In einer Gemeinschaftsinitiative von AOK, Deutschem Sportbund und dem Wissenschaftlichen Institut der Ärzte Deutschlands (WIAD) wurde im Jahr 2003 die Fitness unserer Nachkommen an

13 Angaben nach Professor Klaus Bös, Leiter des Instituts für Sport und Sportwissenschaft an der Universität Karlsruhe, 2002

20 000 Kindern untersucht. Die Ergebnisse der Studie möchte ich hier in Auszügen darstellen:

Nach den jetzt verfügbaren Daten hat sich der in zahlreichen Untersuchungen berichtete Rückgang der körperlichen Leistungsfähigkeit bei Kindern und Jugendlichen in den letzten Jahren nicht nur fortgesetzt, sondern möglicherweise sogar noch verstärkt. So ist allein bei den Zehn- bis Viezehnjährigen seit 1995 ein Rückgang der Fitness um mehr als 20 Prozent zu verzeichnen. Durchschnittlich nur noch 80 Prozent der Jungen und 74 Prozent der Mädchen erreichen heute die Ausdauer-, Kraft- und Koordinationsleistungen ihrer Altergenossen aus dem Jahr 1995. Und schon damals gab es bereits zahlreiche Hinweise auf eine sich seit längerem vollziehende Abnahme der sportmotorischen Fähigkeiten im Kindes- und Jugendalter.

Es gibt Anzeichen, dass diese negative Entwicklung sich in jüngeren Jahrgängen, die bisher im Vergleich zu älteren Jugendlichen noch über eine relativ bessere körperliche Leistungsfähigkeit verfügen, besonders stark vollzieht. Sollte sich dieser Trend bestätigen, hätte es derzeit noch unabsehbare Konsequenzen, da sich solche Entwicklungen festigen und mit zunehmendem Alter immer schwerer korrigierbar werden. Eine schlechte körperliche Fitness bereits im Kindesalter hat nicht nur häufig lebenslange negative Auswirkungen auf die Gesundheit, sie beeinträchtigt auch die Lebensqualität sowie das Sozialverhalten und das Lernvermögen von Kindern und Jugendlichen.

Zu bedenken ist außerdem, dass die Kinder von heute die Eltern von morgen sind. Dass Eltern aktive Sportler sind, beeinflusst das Sportverhalten ihres Nachwuchses erheblich: Kinder aktiver Eltern treiben signifikant häufiger Sport, ihnen ist Sport wichtiger, ihre Leistungsfähigkeit ist besser und sie tendieren dazu, eher regelmäßig und zu festen Zeiten, also beispielsweise im Verein, Sport zu treiben. Sollte es nicht gelingen, die negative

Entwicklung in der Fitness von Kindern und Jugendlichen umzukehren, wachsen sportmotorisch immer schwächere Generationen heran, die ihrerseits ihren Kindern zunehmend schlechtes Vorbild wären, was den Abwärtstrend nochmals verstärken würde.

Mit höherem Jugendalter ab fünfzehn Jahren findet bei Jungen wie Mädchen ein regelrechter Einbruch der sportlichen Aktivitäten statt. Mehr als die Hälfte (53 Prozent) dieser Altergruppe treibt höchstens einmal pro Woche oder sogar überhaupt keinen Sport mehr. Aufgrund anderweitiger Interessen und neu hinzukommender beruflicher Orientierung ist der Einstieg in das Leben nach der Schule häufig gleichbedeutend mit dem Ausstieg aus dem Sport.

Insgesamt gilt: Wer täglich Sport treibt, ist durchschnittlich etwa doppelt so fit wie ein Inaktiver.

Unser inaktiver Lebensstil zeigt Folgen. Vor allem die Rumpfkraft und die Kraft in den Armen lassen nach. Die Kinder haben Mühe beim Geräteturnen. An der Stange hinaufklettern könnten viele heute gar nicht mehr. Auch Ausdauer und Koordination haben abgenommen – mit negativen Auswirkungen im Bereich der Mannschaftsspiele. Wir machen mit unseren Kindern ein »Experiment«, das nicht glücken kann: Die Last, die sie tragen und stabilisieren müssen, steigt. Die Kraft, die dafür verfügbar ist, sinkt allerdings. Sichtbare Folge des Mangels ist Haltungsschwäche. 50 Prozent unserer Kinder sind bereits haltungsschwach, es werden immer mehr. Eine schlechte Haltung ist keine schlechte Angewohnheit. Sie ist Ausdruck eines Mangels an Kraft und schlechter Muskelbalance und Ursache für spätere Rückenschmerzen. Diese plagen oft schon Kinder und werden mit zunehmendem Alter häufiger.

Bewegungsverhalten wird nicht vererbt, es wird gelernt. Kinder bewegen sich natürlicherweise gern und viel. Werden sie in ihrem Spiel- und Bewegungsdrang nicht unentwegt gebremst, haben sie spätestens nach der Pubertät wieder Lust auf Bewegung. Bewegung kann man nämlich nicht verordnen, sie muss ein selbstverständlicher Teil des Lebens sein. An dieser Stelle möchte ich erwähnen, dass das einzige Spiel- und Sportgerät, das für meine Kinder nie an Attraktivität eingebüßt hat, ein Sporttrampolin ist. Zu gefährlich, meinen Sie? Bewegung birgt immer ein Risiko, das Risiko unbewegter Menschen ist auf lange Sicht allerdings wesentlich größer!

Eltern und Kinder sitzen derzeit in der gleichen Falle: Sie leben ein bewegungsarmes und belastungsfreies Leben, also muss die Schule in die Bresche springen. Die Forderung nach einer Stunde Sport täglich klingt zunächst einmal sehr idealistisch, doch die Realität wird uns schnell einholen. Der unbewegte Mensch ist nicht nur »schlapp« und oft depressiv, er kostet zudem viel, denn er ist häufig krank. Wird ein sportlicher Lebensstil nicht über die Schule im Menschen verankert, kann innerhalb weniger Jahrzehnte eine bisher unbekannte »Zweiklassengesellschaft« entstehen: Einer kraftlosen Mehrheit steht eine kerngesunde Bewegungselite mit einem Bevölkerungsanteil von höchsten 20 Prozent gegenüber. Neue Diskussionen über Chancengleichheit und Verteilungsgerechtigkeit werden folgen. Wir sollten also besser jetzt diskutieren – und am besten auch gleich entscheiden und das Beschlossene umsetzen!

In der gründlichen Änderung des Lebensstils liegt die Chance: Unsere Kinder sollten zu Fuß zur Schule gehen oder mit dem Fahrrad dorthin fahren. Wir sollten sie in ihrem Bewegungsdrang nicht bremsen. Und für die Eltern gilt: Runter vom Sofa und rauf auf die Berge! Sehr effektiv ist Sportklettern an der Kletterwand. Der Alpenverein und einige Sportvereine bieten Sportklettern an; man muss nicht gleich in die Berge gehen …, und Klettern ist ein für das

Körpergerüst idealer Sport; er trainiert Ausdauer, Mut und Willenskraft gleichzeitig.

Die Aktion »Mensch beweg Dich« ist ein Projekt, mit dem Menschen zu mehr Bewegung motiviert werden sollen. Diese teueren Aktionen verpuffen, sie werden zu Reklame-Events ihrer Vorkämpfer, wenn wir nicht an den richtigen Stellen ansetzen. Appelle sind meist nutzlos; sie prallen an den Kindern, Jugendlichen und jungen Erwachsenen ab, denen die Fähigkeit zur Bewegung abhanden gekommen ist. In der Schule, im Sportverein, im Alpenverein kann sie jedoch wieder belebt werden.

DREISSIG JAHRE FIT IM RUHESTAND? – ALLES IST MÖGLICH

Der demografische Wandel in den Industriegesellschaften ist durch eine große Zahl von Zeitungsberichten und Büchern in unserem Bewusstsein angekommen. Die Folgen dieser »Revolution der Zivilisationen« werden wir allerdings erst nach und nach verstehen lernen. Das Zusammenleben der Generationen wird sich grundlegend verändern, wenn erstmals in der Geschichte der Menschheit

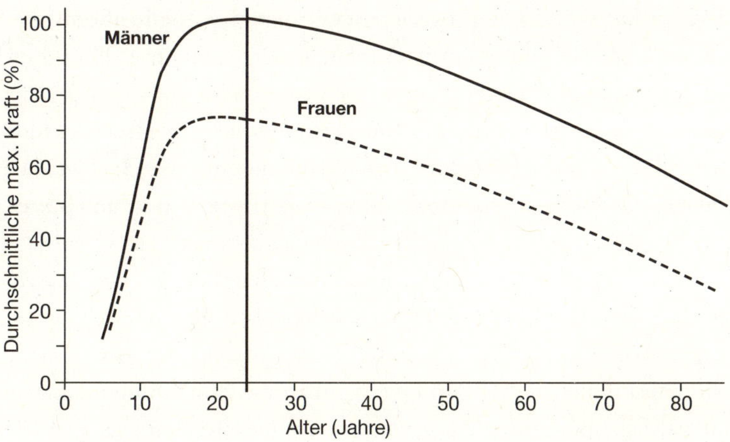

Die Lebenszeit-Kraft-Kurve zeigt den durchschnittlichen Kraftverlauf über die Lebensjahre

die Alten die Mehrheit und damit in demokratischen Ländern auch die »Macht« haben. Je älter ein Mensch wird, desto eher kommen die Krankheiten, die in ihm schlummern, zum Ausbruch. Und so werden die Gesundheitskosten dramatisch ansteigen und die Zahlungsfähigkeit der Sozialversicherungen, so wie diese heute organisiert und finanziert sind, auf eine harte Probe stellen. Die vielschichtigen Folgen dieses Wandels sollen aber nicht Schwerpunkt dieses Buchs sein.

Mir geht es um folgende Fragen: Wie (über)lebt der Einzelne in der Gesellschaft Hochbetagter und wie überstehen die Sozialversicherungen den nötigen Wandel?

Während der Kindheit und der Jugend steigt unsere Kraft steil an. Sie erreicht zwischen zwanzig und dreißig Jahren ein Plateau, und sinkt anschließend ab. Zuerst langsam, dann mit zunehmender Geschwindigkeit, gehen Muskelmasse und Kraft zurück. Zwischen dreißig und siebzig Jahren nimmt die Kraft bei untrainierten Menschen um 30 bis 40 Prozent ab. Die Kraftkurven von Frauen und Männern verlaufen dabei parallel. Die Höhe des Plateaus sowie Ausmaß und Geschwindigkeit des Kraftverlusts sind aber nicht schicksalsgegeben, auch nicht vererbt. Geschlecht, Ernährung und weitere individuelle Merkmale beeinflussen zwar die Kraftentwicklung von der Kindheit bis ins Alter, doch den weitaus größten Einfluss hat die körperliche Aktivität.

Wer sich körperlich wenig fordert, merkt vom schleichenden Verfall der Muskel- und oft auch Knochenmasse zuerst einmal lange Zeit nichts. Sind die »funktionellen Reserven« dann aufgebraucht – das ist der Fall, wenn die Kraft gerade noch für Alltagsverrichtungen reicht –, wird der Mangel offenkundig. Dabei wissen wir aus Erfahrung und aus eindrucksvollen wissenschaftlichen Studien, dass die körperliche Leistungsfähigkeit über Jahrzehnte auf annähernd gleichem Niveau bleiben kann. Auch Senioren können durch regelmäßiges und intensives Training ihre Kraft bis ins hohe Alter erhalten. Sie brauchen weder »leistungsfördernde Medikamente« noch Nahrungsergänzungsmittel.

Die US-Forscherin Maria Fiatarone legte in den Jahren um 1990 wissenschaftliche Studien vor, die unseren Umgang mit alten Menschen und mit dem Alter überhaupt gründlich infrage stellten. Sie konnte beweisen, dass der körperliche »Abbau« mit dem Alter vermeidbar ist und dass sogar Hochbetagte ihre Muskulatur und ihre Kraft zurückerobern können. Wegen der historischen Bedeutung ihrer wissenschaftlichen Arbeit möchte ich an dieser Stelle die Ergebnisse einer ihrer Studien[14] aus dem Jahr 1994 vorstellen: Untersucht wurden 37 Männer und 63 Frauen zwischen 72 und 96 Jahren. Die Trainingsgruppe erhielt über zehn Wochen dreimal in der Woche ein hochintensives Krafttraining. Auch wurde untersucht, ob Nahrungsergänzungsmittel zusätzlich halfen. Die wichtigsten Ergebnisse stelle ich im Folgenden dar (KG = Kontrollgruppe ohne Krafttraining):

- Die Muskelkraft in der Versuchsgruppe erhöhte sich um 113 Prozent (KG: + 3 Prozent).
- Die spontane Gehgeschwindigkeit nahm um 12 Prozent zu (KG: – 1 Prozent).
- Treppensteigen verbesserte sich um 28 Prozent (KG: + 3,6 Prozent).
- Das Niveau sportlicher Aktivität nahm zu.
- Die Querschnittsfläche des Oberschenkels nahm um 2,7 Prozent (KG: – 1,8 Prozent) zu. (Die Querschnittsflächen wurden per Computertomografie berechnet.)
- Nahrungsergänzungsmittel zeigten in beiden Gruppen keine Wirkung.

Spätere Studien belegten diese Ergebnisse nicht nur, sie förderten noch weiteres Wissen zutage, das für ein sinnvolles Kraft- und Ausdauertraining bei älteren und alten Menschen spricht. Wichtige Er-

14 Fiatarone et al.: »Exercise training and nutritional supplementation for physical frailty in very elderly people«, in *New England Journal of Medicine*, 23. Juni, 330 (1994) 25, Seite 1769–75

gebnisse, soweit sie nicht schon erwähnt wurden, habe ich hier für Sie zusammengefasst:

- Muskel- und Knochenmasse können nur durch Krafttraining für das Alter erhalten und im Alter zurückgewonnen werden. Ausdauertraining hat keine erhaltende Wirkung auf Muskel und Knochen.
- Krafttrainierte männliche Senioren haben ein ähnliches Kraftniveau wie vierzig Jahre jüngere Männer.
- Der Zugewinn an Kraft übersteigt bei älteren und alten Menschen den Zugewinn an Muskelmasse. (Dieser überraschende Befund erklärt sich u. a. durch den großen Einfluss des Trainings auf das Zusammenspiel von Nerven und Muskulatur.)
- Die Auswirkungen des Trainings bei Frauen und Männern unterscheiden sich nicht im Zugewinn an Kraft, jedoch im Zuwachs an Muskelmasse.

Auswirkungen auf die Lebenssituation älterer Menschen hat dieses inzwischen von anderen Forschern bestätigte Wissen bisher leider noch nicht. Vielleicht ändert sich das, wenn die Alten die demokratische Mehrheit haben. Die Würde des Alters hat auch eine körperliche Dimension: Lebensfreude, Mobilität und Selbstständigkeit machen es leichter, in Würde zu altern.

GOOD-AGING STATT ANTI-AGING

»Anti-Aging« geistert durch Apotheken, Medien und Arztpraxen, als könne man dem natürlichen Prozess des Alterns etwas entgegensetzen. Mit guten Ratschlägen, Lifestyle-Präparaten und Hormonen will man die Uhr zum Stillstand bringen. Warnungen kritischer Wissenschaftler werden in den Wind geschlagen, die Risiken einer Hormonbehandlung klein geredet. Es mag schon sein, dass die Zukunft uns Wege eröffnet, die es uns ermöglichen, in die Steuerung der Alterungsprozesse einzugreifen – noch sind wir weit davon entfernt.

Und so möchte ich die Wissenschaft an dieser Stelle erneut zu Wort kommen lassen:[15]

Maßnahmen zur Verzögerung des Alterungsprozesses sind verschiedene medizinische und pseudomedizinische Verfahren, die gern als »Anti-Aging« bezeichnet werden. Dabei kann man das chronologische Altern nicht aufhalten, wohl aber die biologischen Alterungsvorgänge. Hierbei haben aber bisher alle Pillen, Hormone, Sauerstoffgaben und orthomolekularen Verfahren versagt: diese können die funktionelle Alterung nicht aufhalten. Der Wunsch, statt aktiver Bewegung oder manchmal auch anstrengender, schweißtreibender Aktivitäten, nur eine Pille zu schlucken, um gesund zu bleiben und alt zu werden, ist für viele ein Traum. Es ist verlockend, am Morgen eine Tablette für ein langes Leben zu schlucken, dafür aber seinen Lebensstil mit begleitenden Risikofaktoren wie Übergewicht, Nikotinkonsum, Fehlernährung und Inaktivität beizubehalten. Nachweislich vermag nur regelmäßige körperliche Aktivität den biologischen Alterungsprozess aufzuhalten.

Unsere Gesundheit, unsere Lebensfreude und Vitalität zu erhalten und dabei unser natürliches Älterwerden zu akzeptieren, das ist eine sehr viel erfolgreichere Strategie als der mühsame, teuere und letztlich nutzlose Kampf gegen Falten und andere Merkmale verlorener Jugend. Viele Veränderungen, die wir dem Altern zuschreiben, haben mit dem »chronologischen Altern« nichts zu tun. Wenn Kraft und Ausdauer versiegen, wenn Rücken und Gelenke schmerzen, wenn der Schritt unsicher wird, die Stimmung in den Keller geht, kann möglicherweise eine Krankheit vorliegen. Viel häufiger ist es aber so, dass dieser Verlust unserer Fähigkeiten und unserer Lebensfreude Folge unserer passiven Lebensführung sind. Sie gilt es zu überwinden.

15 Prof. Dr. med. Herbert Löllgen, Direktor der Medizinischen Klinik I Sana-Klinikum, Remscheid, im *Deutschen Ärzteblatt* Nr. 12, vom 19. März 2004, Seite 788

Die folgenschwerste körperliche Veränderung im Laufe des Alterns ist der Abbau von Muskelmasse. Siebeneinhalb Kilogramm verliert der Durchschnittsbürger zwischen seinem zwanzigsten und seinem fünfzigsten Geburtstag! Danach geht es noch schneller; der Gesamtverlust an aktiver, tragender, schützender und stoffwechselaktiver Muskelmasse liegt bei Hochbetagten bei 30 bis 40 Prozent. Und die Auswirkungen sind nicht zu unterschätzen: Kraft und Beweglichkeit nehmen ab; Gelenke, oft zusätzlich durch Arthrose belastet, haben weniger Halt; der Rücken verliert seine Stabilität und beginnt zu schmerzen; die Knochen werden brüchig; überforderte Muskeln neigen zu Verspannung … und so wird selbst die Bewältigung alltäglicher Aufgaben zur Last. Diese Aufzählung ließe sich noch weiter fortsetzen, denn unsere Muskulatur dient nicht nur zum Heben, Tragen, Stabilisieren und Bewegen. Muskeln sind, das habe ich schon erläutert, das größte Stoffwechselorgan des Menschen, und ihr Zustand wirkt sich auf unseren ganzen Körper und damit auf unser gesamtes Wohlbefinden aus.

Das »Altern«, das tatsächlich nur Abbau durch Nichtgebrauch ist, beginnt mit dreißig Jahren. Doch die Sportmedizin lehrt uns, dass ein Dreißigjähriger seinen Leistungsstand für weitere dreißig Jahre auf gleichem Niveau halten kann! Wir sollten aufhören, den körperlichen Verfall des »zivilisierten« Menschen als schicksalsgegeben hinzunehmen. Auf die Lebensführung kommt es an! Und gesundheitsorientiertes Krafttraining erhält Muskelmasse und Kraft, es erhöht auf natürliche Weise die Hormonproduktion. Ausdauersport und eine gesunde Ernährung ergänzen das Programm für »Good-Aging«.

4. OSTEOPOROSE – ÜBERFLÜSSIG WIE EIN KROPF

URSACHEN UND RISIKOFAKTOREN

Das Risiko, an Osteoporose zu erkranken, wird von der erblichen Veranlagung und von einer Reihe beeinflussbarer Faktoren bestimmt. Risikofaktoren sind Osteoporose bei Familienangehörigen, gehäufte Knochenbrüche in der eigenen Vorgeschichte, ein Mangel an Bewegung und Belastung, Zuckerkrankheit, Langzeitbehandlung mit Cortison, falsche Ernährung mit wenig Calcium und viel Phosphat (Cola!) und bei Frauen zusätzlich eine frühe Menopause oder die operative Entfernung der Eierstöcke. Männer sind ebenso betroffen wie Frauen, allerdings erst zehn Jahre später; bei ihnen wird Osteoporose häufiger übersehen als bei Frauen. Osteoporose gilt als »Altweiberkrankheit«, vielleicht findet sie deshalb so wenig Beachtung. Die folgende Tabelle gibt Ihnen einen groben Überblick über die wichtigsten Risikofaktoren, ersetzt aber nicht die ärztliche Beratung über ein individuelles Risiko.

An dieser Stelle soll es zunächst einmal um die Früherkennung und die Vorbeugung dieser häufigen und folgenschweren Volkskrankheit gehen, über die Therapie bei fortgeschrittener Osteoporose erfahren Sie mehr in Teil III des Buches unter »Häufige Krankheiten und ihre Behandlung« bei »Osteoporose« (Seite 206 ff.). Bis zum Jahr 2050 sagen Wissenschaftler eine Verdoppelung von Wirbel- und Oberschenkhalsbrüchen voraus. Die Gründe dafür liegen in der demografischen Entwicklung mit einem immer größeren Anteil alter Menschen und dem für unsere Zeit typischen inaktiven Lebensstil. Bereits junge Menschen bewegen sich heute weniger

Allgemeine Risikofaktoren	**Familien Vorgeschichte**	**Umwelt und Lebensführung**	**Hormone**	**Medikamente und Erkrankungen**
höheres Alter weibliches Geschlecht Untergewicht (BMI kleiner als 20) Muskelschwäche Gewichtsabnahme Größenabnahme (mehr als 3 Zentimeter)	(manifeste) Osteoporose bei Eltern oder Geschwistern	Bewegungs- und Belastungsmangel Calciummangel phosphatreiche Ernährung (etwa Cola!) geringe Sonnenexposition Rauchen Alkoholmissbrauch Stolperfallen Stürze	Menarche (1. Regel) nach dem 15. Lebensjahr Menopause vor dem 45. Lebensjahr fehlende Monatsblutung Hormonmangel anderer Ursache	Cortison-Langzeit-Behandlung (länger als 6 Monate) Arzneimittelnebenwirkungen (Schlafmittel!) Schilddrüsenüberfunktion *Diabetes mellitus* Sturzneigung Gehbehinderung Depression Sehstörungen Demenz

Tabelle 2

und weniger intensiv als noch vor ein oder zwei Generationen, und Inaktivität in Kindheit und Jugend führt zu einer vergleichsweise geringen Knochenmasse. Das genetische Potenzial wird nicht ausgeschöpft. Die mit fünfundzwanzig bis dreißig Jahren erreichte »Knochenspitzenmasse« wird von Generation zu Generation geringer. Von dem bis dahin aufgebauten »Knochenkonto« zehren wir ein Leben lang. Je mehr mit dreißig Jahren darauf ist, umso eher überstehen wir unser gesamtes Leben ohne Knochenbruch. Unabsehbar ist die Knochenentwicklung für junge Menschen, die dem besonders in Großstädten verbreiteten Lebensstil anhängen: keine Bewegung, kaum Calcium, reichlich Cola: Die »Generation Cola« wird später auf schwachen Beinen stehen.

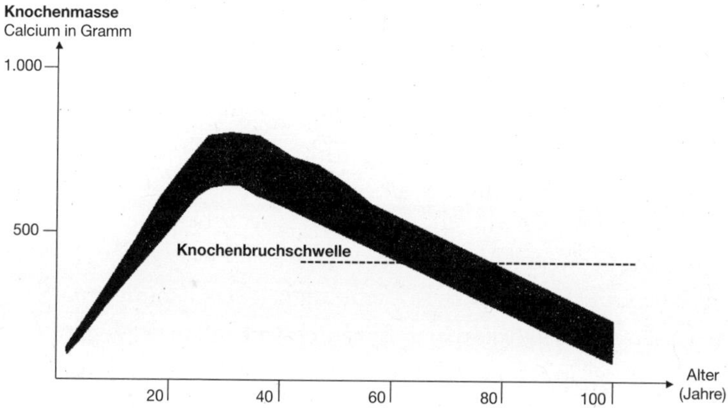

Knochendichte im Verlauf des Lebens

VORBEUGUNG

Bereits in der Kindheit und der Jugend beginnt die wirkungsvolle Osteoporosevorbeugung. Es geht nicht nur darum, dass die Knochendichte zu Beginn der langen Phase des Abbaus möglichst hoch sein sollte, sondern auch darum, dass nach einer unbewegten Jugend später die Bewegungslust fehlt, die es älteren und alten Menschen erleichtern würde, den ärztlichen Empfehlungen zu mehr Bewegung und intensiver körperlicher Belastung nachzukommen. Zudem stellt sich die Frage, ob das, was ältere Menschen unter »Bewegung« verstehen, zum Schutz vor Osteoporose überhaupt hilft. Hier stimmen wissenschaftliche Untersuchungen mit ärztlicher Erfahrung überein: Was bei Hänschen nicht wirkt, wirkt bei Hans nimmermehr! In jungen Jahren ist der Stoffwechsel auf Substanzaufbau programmiert, und kleine, aber häufige Reize stimulieren das Wachstum von Muskeln und Knochen. Um später den Verlust von tragender und bewegender Substanz zu stoppen oder gar umzukehren, sind höhere Reize nötig. Aus diesem Grund bewährt sich hier Krafttraining mehr als jede andere Trainingsform. Ein gutes Krafttraining setzt hohe Reize (ohne Risiken), die unmittelbar über die Sehnen auf die Knochen übertragen werden. Lokaler Zug an der Sehnenansatzstelle bewirkt örtliches Knochenwachstum. Noch größere Bedeutung hat die auf den ganzen Knochen einwirkende Biegebelastung. Sie hat nicht nur punktuell, sondern auf den ganzen Knochen gleichzeitig mehrere Auswirkungen: Die Knochenbälkchen werden gekräftigt und richten sich entlang der Hauptbelastungslinien aus, die Knochenschale wird dicker, und das Knochenvolumen insgesamt nimmt zu. Im Alltag einwirkende Kräfte verteilen sich dann auf eine größere Fläche, die Bruchfestigkeit steigt somit, und Sehnenansätze werden belastbarer. Eindrucksvoll und in der Sportmedizin lange bekannt sind die im Vergleich zur Gegenseite größeren Unterarmknochen bei Tennisprofis im Spielarm.

Das Beispiel Tennisarm zeigt aber auch, dass die Wirkung lokal begrenzt ist. Nicht seiner allgemein exzellenten Fitness verdankt der Spitzensportler seine kräftigen Knochen, allein die lokal am Spielarm einwirkenden Belastungen aktivieren den Knochenstoffwechsel. Diese Erfahrung bedeutet für das Krafttraining als Schutz vor Knochenschwund: Mit Krafttraining können gezielt alle Knochen, die besonders durch Osteoporose gefährdet sind, dieser Biegebelastung ausgesetzt werden. Nach sechs bis zwölf Monaten sind Steigerungen der Knochendichte um mehr als 10 Prozent des Ausgangswerts möglich. Die Wirkung ist größer, je schlechter der Ausgangsbefund ist. Das Training wirkt sich positiv auf Knochenmasse, Knochendichte und Knochengeometrie (der Knochen wird »größer«) aus. Stabilität und Belastbarkeit ändern sich durch langjähriges Training grundlegend. Diese Tatsache erklärt auch die in der Wissenschaft bekannte Beziehung zwischen Knochendichte und Muskelmasse: Bei kräftiger Muskulatur sind meist auch die Knochen stabil.

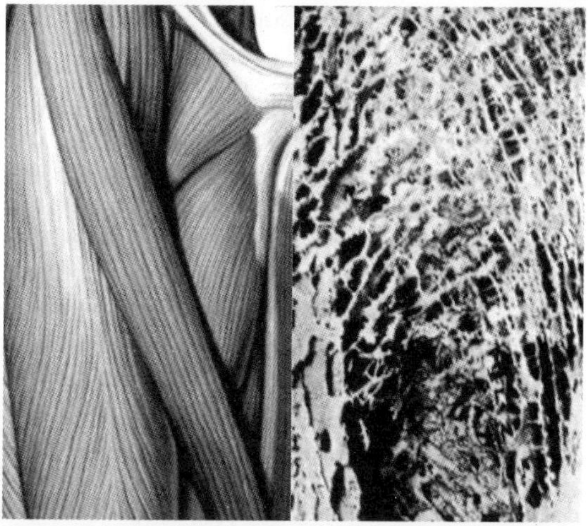

Starke Muskeln,
starke Knochen

Osteoporose wird leider oft zu spät erkannt. Selbst nach einem Knochenbruch können Sie nicht sicher sein, dass der Arzt nachforscht, ob hinter dem Bruch mehr steckt als das auslösende Ereignis, etwa der Sturz. Vor allem bei Männern und bei jüngeren Menschen gehört die Messung der Knochendichte nicht zum Standard ärztlicher Abklärung. Dabei gibt es die »Leitlinien der deutschen Gesellschaft für Osteoporose«, die einen genauen »Fahrplan« für eine sinnvolle Diagnostik vorgeben. Ziel muss stets die Früherkennung sein. Die nach heutiger Kenntnis zuverlässigste Methode zur Messung der Knochendichte ist die DEXA *(Dual-Energy X-Ray-Absorptimetry),* die mit einer sehr geringen Röntgenstrahlenbelastung sowohl die harte Schale als auch das feine Bälkchenwerk im Inneren des Knochens misst. Diese Methode eignet sich auch am besten zur Verlaufsbeurteilung. Nun bleibt noch die Frage zu beantworten, für wen die Messung sinnvoll ist – bestimmt für alle Menschen mit Risikofaktoren (siehe oben) und spätestens dann, wenn Sie mehr als drei Zentimeter kleiner geworden sind. Unbedingt notwendig ist die Messung jedoch nach Knochenbrüchen bei geringer Krafteinwirkung. Ein Sturz aus dem Stand oder beim langsamen Gehen kann nur in den allerseltensten Fällen auch beim

Gesunden einen Knochenbruch nach sich ziehen. Häufig liegt hier dann eine unerkannte Osteoporose zugrunde.

Die präventive Wirkung von Kieser Training

Intensität, Regelmäßigkeit, Trainingsfrequenz, Langfristigkeit, Qualität der Trainingsmaschinen und richtige Maschinenauswahl sind entscheidende Faktoren, wenn Sie eine vorbeugende Wirkung beim Krafttraining erzielen wollen. Kein anderes Trainingsziel stellt so hohe Anforderungen an Mensch und Maschine.

Gleichwertige Trainingsziele sind Sturzprophylaxe und Steigerung der Knochenfestigkeit. Frühestens nach sechs Monaten Training ist eine messbare Wirkung auf die Knochen zu erwarten, und eine umfassende Verbesserung der Knochenfestigkeit dürfte innerhalb von zwei Jahren zu erzielen sein. Um eine optimale Sturzprophylaxe zu gewährleisten, müssen alle Muskeln für den sicheren Stand, für die Kontrolle des Rumpfs und des Schultergürtels gestärkt werden, wichtig ist außerdem der kräftige Faustschluss. Verliert ein alter Mensch beim Treppensteigen das Gleichgewicht, kann er den drohenden Sturz nur verhindern, wenn die am Geländer Halt suchende Hand stark genug ist. Die Erhöhung der Knochenfestigkeit ist vor allem für Wirbelsäule, Becken, Oberschenkelhals, Ober- und Unterarme wichtig, die Trainingsmaschinen müssen entsprechend ausgewählt werden. Die Muskulatur der Lenden-, Becken-, Hüftgegend wird langfristig trainiert. Nur so kann das Risiko der gleichermaßen gefährlichen Oberschenkelhals- und Wirbelbrüche gesenkt werden.

Allgemeinmaßnahmen wie eine ausreichende Calciumzufuhr, eine gute Versorgung mit Vitamin D und das Vermeiden knochenschädlicher Substanzen sind Voraussetzung für eine optimale Trainingswirksamkeit. Durch das Licht der Sonne wird Vitamin D in der Haut aktiviert. Eine Stunde an der frischen Luft, selbst bei bewölktem Himmel, reicht dafür bei jüngeren Menschen aus. Im Alter allerdings funktioniert das nicht so zuverlässig, zumal sich viele alte Menschen wenig unter freiem Himmel aufhalten. Auch die Ernährung älterer Menschen ist oft für eine gute Versorgung mit Calcium zu einseitig. Vitamin D und Calcium können durch Tabletten ersetzt werden. Krankheiten und die Einnahme einiger Medikamente können Knochenschwund ebenfalls begünstigen.

5. KÖRPER, GEIST UND SEELE

Bis in die 1990er-Jahre lehrte uns die Wissenschaft, dass wir mit dem Bündel an Nervenzellen und Fasern, mit dem wir auf die Welt kommen, zeitlebens auskommen müssten. Täglich würden Tausende dieser Zellen absterben, eine Regeneration galt als ausgeschlossen. Heute wissen wir, dass auch im Zentralnervensystem in jedem Lebensalter Zerstörung und Aufbau stattfinden. Das bedeutet, dass auch bei Hochbetagten neue Nervenzellen entstehen, wenn diese »gebraucht« werden. Diese aufregende Erkenntnis wirft für Wissenschaft und Medizin spannende Fragen auf. Auf einige von ihnen werde ich im Folgenden eine Antwort zu finden versuchen. Auf die von den Neurowissenschaften gestellte Frage, ob Körper, Geist und Seele überhaupt zu trennen seien, werde ich die Antwort wohl schuldig bleiben. An dieser Stelle will ich Ihnen vor allem die Zusammenhänge zwischen Körper, Geist und Seele nahebringen:

Wie erkennt unser Gehirn, ob neue Nervenzellen gebraucht werden?

Use it or loose it umschreibt die Situation auch hier äußerst treffend … es ist nicht anders als bei Muskeln und Knochen. Alle Strukturen – Nervenzellen (Neuronen) eingeschlossen – schwinden oder verschwinden, wenn sie nicht regelmäßig und auf hohem Niveau in Gebrauch sind. Reichen die vorhandenen Ressourcen für unsere tatsächliche Nutzung nicht aus, entstehen neue Zellen. Zuvor jedoch werden die vorhandenen zunächst einmal besser »organisiert«. Die Leistungsfähigkeit unseres Gehirns hängt allerdings mehr von der optimierten Verschaltung der Neuronen untereinander ab als von deren Zahl. Die Kontaktstellen zwischen den Nervenzellen werden als »Synapsen« bezeichnet, und die Geschwindigkeit und Zuverlässigkeit, mit der die Synapsen elektrische Impulse über chemische Botenstoffe an andere Nervenzellen leiten, sind die wichtigsten Faktoren für die Leistungsfähigkeit des Gehirns.

Was stimuliert den Aufbau von Nervenzellen und die Leistung unseres Gehirns?

Einfach nur »Denken« reicht offenbar nicht aus, um das Gehirn unser ganzes Leben lang in Form zu halten. Und schon gar nicht, wenn Denken verwechselt wird mit dem mühelosen Konsum von längst Erdachtem. Hürden sind zu überwinden, wenn Denken in produktive Leistung münden soll. Nicht die zum zehnten Mal gefundene Antwort auf die immer wieder gleiche Kreuzworträtselfrage schult das Gehirn, wohl aber der Versuch, neue »Rätsel« zu lösen oder komplexe Hirnleistungen zu erbringen. Nicht die richtige Lösung bringt den wirksamen Reiz, sondern das Ringen um die Lösung. Musizieren, anspruchsvolle Literatur lesen, »aktiv« Reisen, kniffelige Spiele, engagierte Diskussionen, interessante soziale Kontakte und vieles mehr sind hier zu nennen. Als »Hirnjogging« werden Trainingsprogramme zur Verbesserung der geistigen Fitness bezeichnet, allerdings belegt ihren Nutzen bislang keine wissenschaftliche Studie.

Umso positiver ist die wissenschaftlich gesicherte Tatsache zu bewerten, dass Sport der geistigen Leistungskraft nutzt. Der deutsche Forscher Wildor Hollmann, ehemaliger Leiter der Sporthochschule Köln, entdeckte die Wirkung intensiver, ausdauernder Bewegung auf die Hirnleistung. Nach Hollmann lässt sich das Gehirn durch Sport besser trainieren als durch geistige Aktivität. Dazu äußerte sich Professor Hollmann auf dem 37. Deutschen Kongress für Sportmedizin und Prävention folgendermaßen:

Den stärksten Reiz für die Erhaltung von Nervenzellen und für den Ausbau und Erhalt ihrer Funktionsfähigkeit stellt die Bewegung dar.

Körperliche Aktivität ist der entscheidende Faktor, um Alterungsprozessen im Gehirn mit Minderung der Zahl der Synapsen entgegenzuwirken.

Diese Aussage hat eine große Tragweite, denn Bewegung hat nicht nur Auswirkungen darauf, wie Sie sich fühlen, sondern auch darauf, wie Sie *sind*. Geistige Fähigkeiten, vor allem im Alter, hängen also nicht nur von Begabung, Fleiß, Schicksal und Krankheit ab, sie sind unmittelbarer Ausdruck Ihres Lebensstils. Wie Muskeln, Knochen und Gelenke unterliegt auch das Gehirn einem ständigen Wandel durch Anpassung. Wenn Sie es fordern, fördern sie es, und wenn Sie sich hinreichend bewegen, unterstützen Sie positive Anpassungsprozesse Ihres Zentralnervensystems.

Nach Professor Hollmann beherrschen zwar Geist und Willen den Körper und formen ihn gleichzeitig durch die Qualität und die Quantität seiner Beanspruchung, sie erfahren jedoch ihrerseits durch den Körper vielfache strukturelle und funktionelle Veränderungen.

Damit drückt Hollmann mit bestechender Klarheit die Wechselbeziehung zwischen Körper, Geist und Seele aus – und deren Einheit. Professor Hollmann war Vorreiter auf einem Spezialgebiet der Hirnforschung, der »Bewegungs-Neurowissenschaft«, die das komplexe Zusammenspiel des Bewegungsapparats mit dem Gehirn untersucht. Seine Erkenntnisse werden durch neue Studien bestätigt und sogar noch erweitert.

Warum ist dann nicht jeder Top-Sportler auch ein großer Denker?

Vermutlich sind es zwei Faktoren, die über den Erfolg entscheiden. Zum einen setzt das Talent jeder Bemühung Grenzen – unserer Veranlagung können wir nicht (ganz) entrinnen. Wichtiger, weil beeinflussbar, ist aber nach heutiger Kenntnis die Gleichzeitigkeit von Denken und Bewegen. Sport allein kann das Gehirn, auch bei guten Talenten, nicht zur Höchstleistung bringen. Dazu sind Sport *und* geistige Anforderung gleichzeitig oder im ständigen Wechsel nötig. Zur Bedeutung der Gleichzeitigkeit der Erregung von Gehirnzellen hat dreißig Jahre vor Professor Hollmann der kanadische Forscher Donald Hebb eine zutreffende und bis heute gültige Faustregel geschaffen: *Neurons that fire together wire together,* was so viel heißt wie: »Nervenzellen, die gleichzeitig aktiviert werden, treten über ihre Synapsen in Verbindung und kommunizieren miteinander.« Dazu eine für mich eindrucksvolle eigene Erfahrung: Eine meiner Töchter tat sich schwer mit dem Siebener-Einmaleins … bis ich es mit ihr auf einer gemeinsamen Tandem-Radtour übte. Nach zehn Minuten spielerischer und bewegter Übung war die Hürde überwunden.

Sind Sportler glücklichere Menschen?

Bisher ging es um das Thema »Leistung«. Ein leistungsfähiges Gehirn und ein kräftiger und ausdauernder Körper bedeuten aber nicht automatisch auch Zufriedenheit, Wohlbefinden und Schmerzfreiheit – oder doch? Glaubt man den Hirnforschern, dann ist seelisches Wohlbefinden, bis hin zum äußersten Glückszustand, lediglich das Resultat neuronaler Aktivität im Hirn. Dazu passt die von der Wissenschaft vielfach bestätigte Alltagserfahrung, dass intensive Bewegung das Wohlbefinden erheblich erhöht. Und das gilt nicht nur für Gesunde, auch Menschen mit krankhafter Niedergeschlagenheit (Depressionen) profitieren von intensiver sportlicher Betätigung. Bei leichten und mittlerschweren Depressionen gilt richtig dosierte und regelmäßige Bewegung als ebenso wirksam wie Medikamente. Depressionen sind oft »erlernte Krankheiten« – ständige Misserfolge, dauernde Schmerzen, Behinderung bei alltäglichen Verrichtungen führen in eine Abwärtsspirale, der sich der Mensch körperlich und seelisch nicht leicht entziehen kann. Und unsere Stimmung ist immer Ausdruck unserer Gesamtbefindlichkeit, das heißt, sie leidet auch durch anhaltende Schmerzen und körperliche Beeinträchtigung. Wenn Niedergeschlagenheit also erlernt ist, sollte die gute Stimmung ebenso erlernbar sein. Auch das konnten Hirnforscher beweisen, wenn es dafür überhaupt einen Beleg braucht: Jeder Mensch kann die ungeheuere Wirkung von Bewegung auf seine Stimmung erfahren. Intensive, ausdauernde Bewegung lässt Frust vergessen, baut körperliche und seelische Spannungen ab, fördert erholsamen Schlaf und kann ungeahnte Glücksgefühle erzeugen. Wenn Alpinisten vom »Glück der Berge« schwärmen, unterliegen sie einem Irrtum. Es ist vor allem das »Glück der Bewegung«, das ihr Herz und ihr Gehirn erfreut. Das schöne Bild der Bergwelt passt dann zur inneren Stimmung und treibt sie in neue Höhen.

Haben bewegte Menschen weniger Schmerzen?

Besondere Bedeutung kommt der Psyche zu, wenn es um Schmerz geht. Führende Mediziner sind einer Meinung, wenn es darum geht, welch großen Einfluss unsere Psyche auf die Entstehung chronischer Rückenschmerzen hat. Hier melde ich Zweifel an, denn ich habe schon sehr oft erlebt, dass es umgekehrt funktioniert. Werden schmerzhafte Funktionsstörungen beseitigt, Stabilität, Beweglichkeit und Stoffwechsel, durch starke und aktive Muskulatur, normalisiert, bessern sich nicht nur die körperlichen Beschwerden. Oft kehrt die verlorene Lebendigkeit zurück, und die gekränkte Seele wirkt, als sei sie von einem starren Korsett befreit worden.

Bei *psychosomatischen Schmerzen* – das sind durch seelische Störungen verursachte Schmerzen – muss die Behandlung natürlich bei den seelischen Störung ansetzen. Allerdings bewährt sich auch bei diesen Krankheiten eine ergänzende Bewegung als Therapie.

»Somatopsychische« Schmerzen – also körperlich verursachte psychische Beschwerden – kommen nach meiner Beobachtung viel häufiger vor, als in der Literatur angenommen. Niedergeschlagenheit bis hin zur Depression kann durch chronische Rückenschmerzen »erlernt« werden, sie können dann ihrerseits die körperlichen

Beschwerden wieder verschlimmern. Für uns Ärzte ist die Versuchung groß, Beschwerden, die wir nicht erklären können, als »psychisch verursacht« einzustufen. Wir geben das Problem, das wir lösen sollten, an den Patienten zurück oder weiter an den Psychotherapeuten. Haben wir Ärzte hier die technischen Befunde überbewertet und eine exakte körperliche Untersuchung unterlassen, werden wir unserer ärztlichen Verantwortung nicht gerecht. Wir treiben dann die Patienten von einer Krankheit in die nächste.

Sport um jeden Preis?

Bestimmt nicht! Sport ohne Freude bewirkt nichts Gutes. Aber man kann auch Freude lernen. Oft kommt der Appetit erst mit dem Essen; so ist es auch beim Sport. Es bleibt eine wichtige gesellschaftliche Aufgabe, Menschen aufzurütteln, die sich der Chance berauben, mit so einfachen Mitteln ihre Lebensqualität zu verbessern und in einer guten Verfassung zu altern. Kinder und Jugendliche sollten im Elternhaus und in den Schulen und Sportvereinen eine selbstverständliche Erziehung zu Bewegung und Sport bekommen. Wer in jungen Jahren die Freude an Bewegung erlernt hat, kann in späteren Lebensphasen daran anknüpfen. Natürlich sollten Menschen aller Altersgruppen zu Sport und Training motiviert werden. Wissenschaftliche Studien belegen, dass vor allem die Hausärzte einen großen Einfluss auf das Bewegungsverhalten ihrer Patienten haben, aber leider nutzen die wenigsten Ärzte diese Chance. Unsere Medizin ist viel zu sehr fixiert auf Pharmazie, Operationen und andere »handfeste« Methoden. Und es ist schwer dagegenzuhalten – im lohnenden Versuch, die Menschen an uralte Weisheiten zu erinnern: *Mens sana in corpore sano* – ein gesunder Geist wohnt in einem gesunden Körper.

6. EIN STARKER RÜCKEN KENNT KEINE SCHMERZEN!

Mit dem Leitspruch »Ein starker Rücken kennt keine Schmerzen!« provoziert Werner Kieser nicht nur die Fachwelt. Das von allen Experten gehütete Dogma von der stets multifaktoriellen Ursache chronischer Rückenschmerzen wird von einem Schweizer »Krafttrainingsguru« angegriffen. Der Versuch, ihn zu ignorieren oder lächerlich zu machen misslang ebenso wie viele Anstrengungen, ihn zu diskreditieren … oder sollte man ihn vielleicht ernst nehmen?

Gehen wir einmal ein paar Jahre in der Zeit zurück …1972 machte sich am *Center for Exercise Science* der Universität von Florida Wissenschaftler unter der Leitung des weltweit renommierten Forschers Michael Pollock daran, eine Hypothese zu prüfen, eine Behauptung also, die durch Forschung bestätigt oder verworfen wird. Sie lautete sinngemäß: »Der Zustand der tiefen Rückenstreckmuskulatur ist der entscheidende Faktor für das Risiko, an Rückenschmerzen zu erkranken.« Die Forschung gestaltete sich zunächst schwierig, da es zu jener Zeit keine Apparate gab, um die Kraft und andere Qualitäten dieser Muskelgruppe isoliert zu messen. Die tiefen Rückenstrecker arbeiten eng mit oberflächlichen Rückenmuskeln, mit den Gesäßmuskeln und den hinteren Beinmuskeln zusammen – sie alle unterstützen sich gegenseitig in ihrer Arbeit. Die isolierte Messung konnte nur gelingen, wenn sämtliche »Helfer« ausgeschaltet wurden. Und so bauten die Forscher einen Apparat, mit dem sie das Becken »fixieren« konnten: Es hielt bei einer Beuge- und Streckbewegung der Lendenwirbelsäule still. Die »Helfermuskeln« spannten sich zwar an, konnten aber zur Ausführung der Bewegung nichts beitragen und verfälschten somit die Messergebnisse nicht. (Viele weitere Schritte waren allerdings danach noch nötig, um aus dem anfänglichen Messapparat die Diagnose- und Therapiemaschine zu machen, die heute den Kern der Medizinischen Kräftigungstherapie darstellt.) Die Forschungsergebnisse waren mehr als eindrucksvoll:

- Bei chronischen Rückenschmerzen war die Kraft der Rückenstreckmuskulatur im Schnitt um 50 Prozent vermindert.
- Der Verlauf der Kraftkurve zeigte bei Schmerzpatienten starke Abweichungen von der physiologischen Kraftkurve.
- Bei 80 Prozent der Rückenschmerz-Kranken konnten die Schmerzen durch isoliertes Training der Lendenstrecker reduziert oder sogar beseitigt werden.

Diese heute durch viele wissenschaftliche Studien bestätigten Ergebnisse können an dieser Stelle nicht weiter vertieft werden. Im Literaturverzeichnis (siehe Seite 229 ff.) finden Sie die wichtigsten Quellen zum aktuellen Forschungsstand.

Werner Kieser baute sein Konzept auf eben diesen Forschungsergebnissen auf. Im Gegensatz zu den meisten europäischen Forschern nahm er sie ernst, der Erfolg gibt ihm Recht. Ich beziehe mich hier nicht auf den wirtschaftlichen Erfolg seines expandierenden Unternehmens, ich meine vielmehr die Tausenden von Kunden und Patienten, die durch Training oder Kräftigungstherapie zu einem lebenswerten Leben zurückgefunden haben. Diese Erfolge jeden Tag zu erleben gehört zum schönsten Teil meiner ärztlichen Arbeit in meiner Zusammenarbeit mit Kieser Training. Misserfolge oder Teilerfolge gehören natürlich auch zum Alltag. Sie erklären sich allerdings, wenn man den Rücken als Ganzes versteht.

In den meisten Fällen geht der Schmerz nicht direkt von der Muskulatur aus. Schwäche allein tut nicht weh, sie führt aber zur Instabilität der Wirbelsäule und zu vielfältigen Funktionsstörungen, besonders an den Wirbelgelenken. Die tiefste Ursache ist aber der Mangel an schützender, stabilisierender und jede Bewegung sicher führender Muskulatur. Und so bietet das Kieser Training einen effizienten Lösungsansatz für die meisten Rückenprobleme. Der Erfolg ist nicht allein der Kräftigung zu verdanken, denn Kieser Training ist »neuromuskuläres Training«[16] an hochwertigen Trainings- und Therapiemaschinen auf der Grundlage einer wissenschaftlich fundierten Lehre.

Was genau die Heilung im Einzelfall bewirkte, wissen wir oft nicht: War es die Stabilisierung durch die Kräftigung, die Mobilisierung blockierter Gelenke, die bessere Ernährung durch Aktivierung des lokalen Stoffwechsels, die psychovegetative Umstimmung oder die Ausschüttung körpereigner Stoffe, die die Heilung begünstigte? Diese Fragen zu beantworten ist ein weites Feld für zukünftige Forschung. Doch uns steht heute schon ein sicheres und praktikables Mittel zur Verfügung, um einem Großteil der Patienten mit Rückenbeschwerden zu helfen und die (noch) Gesunden vor Rückenschmerzen zu bewahren. Rückenschmerz ist eine Epidemie. Jeder sollte die Chance ergreifen, frühzeitig ein schützendes Muskelkorsett aufzubauen.

Zur Primärprävention von Rückenschmerzen gibt es wenig brauchbare Forschung. Das Konzept der Rückenschule hat hier leider total versagt. Die Rückenschule führt zur Entlastung und damit langfristig zu einer Dekonditionierung, einem Kraft- und Konditionsverlust mit zunehmend geringerer Belastbarkeit der Rumpf- und Wirbelsäulen-Muskulatur. Im Gegensatz dazu eignet sich gesundheitsorientiertes Krafttraining aber vorzüglich, um chronischen Rückenschmerzen entgegenzuwirken und beim Gesunden Schmerzen zu verhüten, die Funktion zu erhalten und die Belastbarkeit der Wirbelsäule zu erhöhen. Ich persönlich bin der Ansicht, dass es keinen besseren Schutz vor Rückenschmerzen gibt, als ihn Kieser Training oder ein qualitativ vergleichbares Training bietet.

16 Im wissenschaftlichen Sprachgebrauch wird Krafttraining als »Neuromuskuläres Training« bezeichnet, weil es nicht nur auf die Muskulatur sondern auf das komplexe Miteinander von Nerven und Muskulatur wirkt.

7. GELENKE MIT HALT UND FÜHRUNG

Gelenke brauchen kräftige Muskeln – sie schenken ihnen Stabilität und sichern die Führung der Gelenkpartner bei Bewegung und Belastung. Gelenke benötigen außerdem die ausgewogene Balance beugender und stteckender, abspreizender und heranziehender, nach außen oder innen drehender Muskeln. Die Ansprüche der verschiedenen Gelenke an die Muskulatur unterscheiden sich dabei stark:

- Das Schultergelenk wird allein durch Muskeln gesichert und geführt, die Eigenstabilität durch Knochenführung der Gelenkpartner, durch Gelenkkapsel und Bänder ist minimal.
- Das Ellbogengelenk erhält seine hohe Stabilität durch die gute Knochensicherung der ineinandergreifenden Gelenkpartner von Oberarmknochen und Speiche.
- Beim Hüftgelenk ergänzen sich die gute Knochen- bzw. Knorpelführung und sehr starke Bänder. Welchen Anteil der Muskel an der Stabilisierung des Hüftgelenks hat, hängt vom Beugewinkel ab: Bei voller Streckung ist der Bandapparat »zugedreht« und gibt guten Halt, mit zunehmender Beugung geht die Bandstabilität zurück, der Anteil der Muskulatur an Führung und Stabilisierung des Gelenks nimmt zu.
- Beim Kniegelenk ergänzen sich Muskeln und Bänder in ähnlicher Weise. Bei voller Streckung ist das Gelenk durch den straffen Bandapparat fest. Ist es gebeugt, dann ergänzen sich die Funktionen des vorderen und hinteren Kreuzbands und die

Muskeln, die hier eine stabilisierende Aufgabe übernehmen. Die Beuger unterstützen das vordere Kreuzband, die Strecker sind Helfer des hinteren Kreuzbands.

Je größer der muskuläre Anteil an der Stabilisierung eines Gelenks, desto verletzlicher ist es. Das gilt für die Schulter und für die Hüfte, vor allem aber für das Knie, besonders in Beugestellung. Die meisten Knieverletzungen resultieren aus der Kombination von heftiger Drehung und gleichzeitiger Beugung. Wie ein Gelenk durch Knochen, Gelenkkapsel und Bänder gesichert ist, das können wir nicht verändern, die Muskelsicherung hingegen schon. Hier liegt ein großes und weithin ungenutztes Potenzial, das uns hilft, große Gelenke langfristig vor Überlastung zu schützen.

Kieser Training zum Schutz der Gelenke richtet sich nach folgenden Regeln:

- Die Korrektur von Muskeldysbalancen hat erste Priorität.
- Spieler und Gegenspieler werden zeitgleich trainiert.
- Die Intensität richtet sich strikt nach der Verträglichkeit.
- Der volle ROM wird nur in Ausnahmefällen eingeschränkt.
- Bei guter Verträglichkeit wird ein hoch intensives Training angestrebt.

Entzündungen der Sehnenansätze sind das größte Hindernis für ein erfolgreiches Training. Sie werden beim Kieser Training im Vorfeld oder begleitend behandelt. Die hohen einwirkenden Kräfte können »schlummernde« Sehnenansatzreizungen schmerzhaft aktivieren. Wenn das passiert, entsteht leicht der Eindruck, das Training passe nicht. Doch dieser Eindruck trügt: Nicht das Training ist falsch, die Belastbarkeit ist unzureichend – und dieser Mangel tritt erst durch das Training deutlich zutage.

Die Intensität des Trainings ist stets eine Gratwanderung: Ein zu mildes Training ist ineffektiv und damit verschwendete Zeit; ein zu hartes Training erzeugt unerfreuliche Nebeneffekte und verhindert bei lästigen Schmerzen den Trainingserfolg. So wandern wir also auf dem mehr oder weniger schmalen Grat zwischen Unwirksamkeit und Überforderung. Doch Sie können beruhigt sein, denn meist ist der Grat breit genug, um erfolgreich und schmerzfrei zu trainieren. Was jeder Einzelne verträgt, ist jedoch sehr unterschiedlich, und so sind Schmerzreaktionen oft nicht ganz zu vermeiden. Sie müssen nur rechtzeitig erkannt werden, damit das weitere Training entsprechend angepasst werden kann.

Das Schultergelenk profitiert vom Training stärker als andere Gelenke. Es wird von der Muskulatur ohne knöcherne Eigenstabilität gehalten. Die innerste Schicht bilden der Untergrätenmuskel *(M. infraspinatus)*, der Obergrätenmuskel *(M. supraspinatus)* und der Unterschulterblattmuskel *(M. subskapularis)*. Diese Schulterdrehmuskeln (Rotatoren) bilden die Rotatorenmanschette; sie zentrieren den Oberarmkopf über der Schulterpfanne und sind die wichtigsten Stabilisatoren des Schultergelenks. Unterstützt werden sie vom Deltamuskel *(M. deltoideus)*, der das ganze Gelenk umschließt, und weiteren Muskeln.

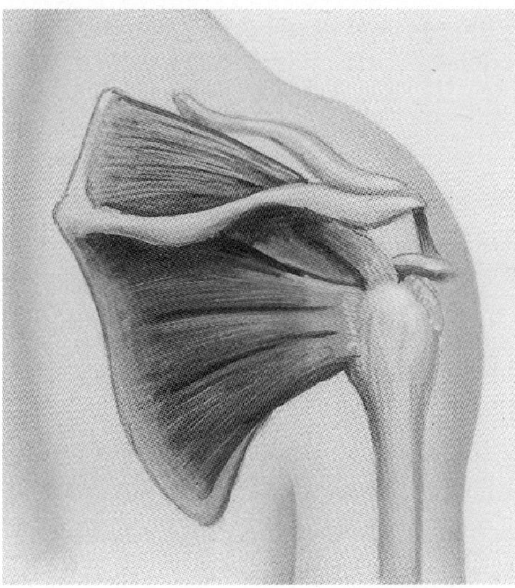

Rotatorenmanschette der rechten Schulter. Abgebildet sind der Untergrätenmuskel und der Obergrätenmuskel. Zusammen mit dem vorn liegenden Unterschulterblattmuskel zentrieren diese Muskeln den Oberarmkopf über der Gelenkpfanne. Ihre ungestörte Funktion ist Voraussetzung für Beweglichkeit und Belastbarkeit des beweglichsten Gelenks des Menschen.

Die Schulter ist das einzige große Gelenk, das bei ungünstiger äußerer Krafteinwirkung zum Ausrenken neigt. Bei meist jungen und sonst gesunden Menschen kann intensives und langfristiges Training der Schultermuskulatur nicht nur häufiges Ausrenken vermeiden, sondern in vielen Fällen auch Operationen ersparen (zum Krankheitsbild der »Luxationsneigung« siehe Teil III, unter »Häufige Krankheiten und ihre Behandlung«, Seite 196).

Viel häufiger kommt allerdings das »degenerative Impingement« (Schulterenge) vor. Etwa ab fünfzig ist bei vielen Menschen die Muskel-Sehnen-Platte tief im Inneren des Gelenks degeneriert. Unter dem Schulterdach umschließt die »Rotatorenmanschette« den Oberarmkopf. Als Gleitlager und Polster schiebt sich ein Schleimbeutel zwischen das knöcherne Dach und diese Muskel- und Sehnenanteile. Will man den Arm über den Kopf heben, so wird es eng, weil sich kräftige Muskelansatzhöcker zwischen Schulterdach und Rotatorenmanschette drängen. Das stellt aber kein Problem dar, solange die Strukturen gesund sind und genügend Raum ist. Doch degenerative Veränderungen, die oft als »Verschleiß« bezeichnet werden, gehen mit Entzündung einher, greifen den Schleimbeutel an und verengen auf diese Weise den Raum. Muskelverspannung und Muskeldysbalance ziehen den Oberarmkopf unter das Schulterdach, schließlich führt jede »falsche Bewegung« in den Schmerz.

Die Beschreibung dieser häufigen Krankheit wird an dieser Stelle vorweggenommen, weil hier das Kieser Training sehr effektiv vorbeugt. Lange bevor die Erkrankung zum Ausbruch kommt, weisen oft geringe Zeichen auf sie hin. Sollten solche Anzeichen vorliegen, dann wird das in der ärztlichen Trainingsberatung oder in der ärztlichen Vorabklärung besprochen. Im Training kann die Krankheit durch »Überkopfübungen«, bei denen man die Arme nach vorne oder seitlich über die Horizontale anhebt, schmerzhaft aktiviert werden. Andererseits kann gut gesteuertes Training unter dem Schulterdach wieder Raum schaffen. Der breite Rückenmuskel *(M. latissimus dorsi)* entspringt im Becken und im unteren Rücken. Er setzt knapp unter dem Oberarmkopf an und zieht den Oberarm nach unten. Ist er stark genug, kann er dem häufigen Oberarmhochstand bei chronisch degenerativen Schulterkrankheiten entgegenwirken. Mehr Raum bedeutet weniger Irritationen durch Bewegung und vor allem weniger Entzündung. Rechtzeitiges und gezieltes Training kann dieses als »Impingementsyndrom« bezeichnete Krankheitsbild über Jahre oder auf Dauer zur Ruhe bringen (mehr dazu in Teil III, Seite 193).

8. MUSKELN FÜR DEN SPORT

SCHADET SPORT DEN BANDSCHEIBEN?

Viele Sportler fragen sich, ob Sport schädlich ist für die Bandscheiben – vor allem, wenn der Rücken schmerzt. Vorab möchte ich sagen: Wenn es gelingt, Verletzungen zu vermeiden, ist Sport immer gesund. Und das gilt für die meisten Sportarten.

Jedes Gelenk *braucht* Bewegung und Belastung, das kann ich nur immer wieder betonen, und der Gelenkknorpel wird nur bei andauerndem Wechsel von Be- und Entlastung ernährt. Wie sollte er also davon profitieren, wenn man ihm keine Bewegung mehr gönnt? Das gilt für die großen Gelenke ebenso wie für die Wirbelgelenke und die zwischen den Wirbeln liegenden Bandscheiben, die als Dämpfungselemente und durch ihre Verformbarkeit wie Gelenke wirken.

Es stellt sich also nicht die Frage, ob Bewegung generell gesund ist, denn *Bewegung ist notwendig*. Wie bei jeder »Medizin« kann der Nutzen durchaus in Schaden umschlagen. Grobe Fehlbelastung und Überbelastung können in Muskulatur, Knorpeln, Gelenkkapseln, Bändern und Bandscheiben über Verletzung, Entzündung, Funktionsstörung schließlich zur strukturellen Degeneration führen. Das gilt in unterschiedlichem Maß für alle Sportler, vom Gelegenheits- bis zum Leistungssportler. Die beiden Extreme sind tatsächlich besonders gefährdet. Am sichersten dürfen sich gut trainierte Breitensportler fühlen, die ihre Sportarten regelmäßig und mit guter Technik ausüben. Den besten Schutz für Rücken und Gelenke bieten

- eine gut trainierte Ganzkörpermuskulatur,
- der Abbau von Muskeldysbalancen,
- eine gute aerobe Ausdauer,
- eine gute Technik (Koordination),
- das Vermeiden von Spitzenbelastungen und Fehlbeanspruchung,
- genügend Schlaf, Erholungs- und Regenerationspausen.

Abweichungen in Form und Funktion müssen im Trainingsplan stets berücksichtigt oder sogar vorab behandelt werden. Formabweichungen wie Wirbelsäulen-Verkrümmungen (Skoliose, Kyphose, Haltungsschäden) sind Schwachstellen und werden durch ein kräftiges Muskelkorsett vor Überlastung geschützt. Blockierte Gelenke hingegen sind behebbare Funktionsstörungen und müssen behandelt werden. Sie können sich durch die Beanspruchung im Sport schmerzhaft entzünden. Wichtig ist immer, dass die Bewegungsausführung und die Intensität optimal an bestehende Einschränkungen angepasst werden. In der Praxis heißt das, wenn ich mich des Bildes eines älteren Golfers mit steifer Wirbelsäule bediene: Der Schwung orientiert sich nicht an einem »Idealbild«, sondern an der eigenen, schmerzfreien Beweglichkeit.

BANDSCHEIBEN LEBEN VON BEWEGUNG!

Der Stoff- und Flüssigkeitsaustausch zur Ernährung der Bandscheiben wird also durch den häufigen Wechsel von Be- und Entlastung angetrieben. Im Liegen saugt sich die Bandscheibe voll, unter Belastung gibt sie Flüssigkeit ab und entsorgt dabei den Abfall aus dem Stoffwechsel der Knorpelzellen. Mechanisch sind unverletzte Bandscheiben junger Erwachsener sehr belastbar; eher bricht der Knochen, als dass es zur Verletzung der Bandscheibe kommt. Der Gallertkern ist das Herzstück der gesunden Bandscheibe. Er ist sehr stoffwechselaktiv und besitzt eine hohe Wasserbindungsfähigkeit. Er saugt sich voll und drückt die angrenzenden Wirbelkörper wie ein aufgeblasener Gummiball auseinander. Dabei straffen sich die

Gelenkkapseln und die Bänder der Wirbelsäule, die gesunde jugendliche Wirbelsäule erreicht so ihre hohe Eigenstabilität. Jenseits der dreißig ändert sich die Situation: Ausgelöst und beschleunigt durch mangelnde Bewegung, gleichförmige Haltung über lange Zeit (Sitzen), Fehlhaltung, aber auch Über- und Fehlbelastungen im Beruf und im Sport, kommt es zu Rissen im äußeren Faserknorpelring der Bandscheibe. Zwischen dreißig und fünfundfünfzig Jahren ist das Risiko für einen Bandscheibenvorfall besonders hoch: Der Gallertkern der Bandscheibe steht (noch) unter einem hohen Druck und der Faserring wird brüchig. Werden diese Risse größer, kann die Substanz aus dem Kern spontan oder durch eine plötzliche Belastung in den Rückenmarkskanal austreten.

Aus diesen Tatsachen leiten sich (nicht nur) für den Sport wichtige Schlussfolgerungen ab:

- In der Jugend und bei jungen Erwachsenen vertragen Bandscheiben hohe Beanspruchung.
- Mangelnde oder einseitige Bewegung stört schon in Kindheit und Jugend die Ernährung der Bandscheiben und schädigt sie langfristig.
- Besonders ungünstig wirken sich »Haltungsstereotype« aus. Das sind gleichförmige Körperhaltungen im Beruf, beim Hobby oder bei Sportarten mit statischen Komponenten (Segeln, Golf usw.).
- Das konsequente Befolgen der Regeln der klassischen »Rückenschule« reduziert die Bewegung der Wirbelsäule, stört damit die Ernähung der Bandscheiben und kann ihre Degeneration begünstigen.
- Ab dem mittleren Erwachsenenalter nimmt die Empfindlichkeit der Bandscheiben deutlich zu.
- Bewegung bei gebeugter Wirbelsäule unter Last mit gleichzeitiger Drehung ist bei vorgeschädigter Bandscheibe mit einem hohen Risiko für einen akuten Bandscheibenvorfall verknüpft.

Das mit Abstand häufigste und folgenschwerste Haltungsstereotyp ist das Sitzen unserer Kinder in der Schule, im Schulbus, im Auto, beim Essen, bei den Hausaufgaben, vor dem Computer, vor dem Fernseher und später am »Arbeitsplatz«. Wie viele Warnungen wird es brauchen, bis Bewegung in Schulen und Elternhäuser kommt?

Wie jedes Gewebe mit hoher Stoffwechselaktivität sind gesunde Bandscheiben trainierbar. Regelmäßige und hinreichend intensive Beanspruchung erhöht langfristig die Belastbarkeit, weil auch Knorpelgewebe mit Aufbau von Substanz reagiert. Krankhafte Veränderungen an der Wirbelsäule werden oft als »Verschleiß« bezeichnet. Dieser Begriff führte in die Irre, denn die Bandscheiben werden nicht durch Beanspruchung »verschlissen«. Sie degenerieren vor allem bei zu geringer Beanspruchung. Eine große Rolle spielt natürlich die vererbte »Materialqualität«. Oft ziehen sich Bandscheibenleiden durch die betroffenen Familien. Bei entsprechender Vorgeschichte sollten Sie Ihre Bandscheiben in jedem Fall ausreichend, aber richtig beanspruchen. Von Schonung profitieren die Bandscheiben nicht. Für die Wirbelkörper und ihre Gelenke gilt das Gleiche, auch sie passen sich durch Aufbau von tragfähiger Substanz an regelmäßige und intensive Beanspruchung an und verlieren Substanz und Tragkraft durch dauernde Schonung.

SCHUTZ FÜR DIE WIRBELSÄULE

Die Anpassung an Dauerbeanspruchung braucht allerdings Jahre und Jahrzehnte. Das heißt, Erwachsene, vor allem ältere Menschen, müssen ihre Wirbelsäule nehmen, wie sie ist, und können sie vor allem durch ein starkes Muskelkorsett schützen. Hier gibt es keine Alternative zum Krafttraining an Maschinen. In den tiefen Schichten der Rückenmuskulatur sitzen die »Stellmotoren« der Wirbelsäule: Kurze Muskelzüge – teils gerade, teils schräg verlaufend, teils nur ein Bewegungssegment überbrückend, teils über wenige Segmente laufend – geben der Wirbelsäule den nötigen Halt. Die oberflächlichen langen Stränge halten das Achsenskelett wie die Vertäuung eines Segelmasts und werden dabei von Rumpf- und Bauchmuskeln unterstützt.

Das Training der funktionell wichtigeren tiefen Muskeln ist technisch anspruchsvoll. Beim üblichen Rückentraining werden nur die oberflächlichen Rückenmuskeln und die Gesäßmuskeln überschwellig beansprucht. Der Trainingsreiz geht an den eigentlichen Stabilisatoren vorbei. Abhilfe schafft Krafttraining an Maschinen, die unter anderem eine sichere Fixierung des Beckens erlauben. Bei fixiertem Becken können die Gesäßmuskeln die Rückenstrecker nicht entlasten. Letztere müssen allein arbeiten und werden sehr effektiv aufgebaut. Dass ein Mangel durch herausragende andere Eigenschaften ausgeglichen (kompensiert) wird, gehört zu den menschlichen Überlebensstrategien. Je größer der Mangel, desto größer die Anforderung an den Kompensationsmechanismus. Dieses Prinzip gilt auch für den Halte- und Bewegungsapparat. Und so schützen starke und gut ausgeglichene Rücken- und Rumpfmuskeln auch eine durch Alter und Krankheit geschwächte Wirbelsäule.

Expertenmeinung[17]
Austrainierte Sportler mit einer gut entwickelten Rumpfmuskulatur klagen weniger über Rückenprobleme als untrainierte Personen. Kräftige Muskeln und straffe Bänder fangen die zahlreichen mechanischen Belastungen des täglichen Lebens besser ab als eine unzulängliche Muskulatur und ein schlaffer Bandapparat. Besonders gefährdet sind hier Gelegenheitssportler, die sich einmal im Jahr – zum Beispiel im Urlaub – beim Windsurfen, Skilaufen oder Segeln betätigen. Die Betonung liegt auf *Regelmäßigkeit* und *Bewegung*. Bei Sportarten, die

17 Krämer, Jürgen; Wilcke, Andreas; Krämer, Robert: *Wirbelsäule und Sport. Empfehlungen von Sportarten aus orthopädischer und sportwissenschaftlicher Sicht*. Deutscher Ärzte-Verlag, 2005, Seite 2

durch Bewegungsarmut charakterisiert sind und noch dazu in ungünstiger Körperhaltung ausgeübt werden (wie etwa Segeln und Golf), sind kompensatorisch wirbelsäulenfreundliche Sportarten und/oder Ausgleichsgymnastik zu empfehlen, um Rückenschmerzen vorzubeugen.

9. EMPFEHLUNGEN FÜR TRAINING UND SPORT

Das *American College of Sports Medicine®* (ACSM) hat weltweit den größten Einfluss auf Empfehlungen medizinischer Fachgesellschaften. Deshalb führe ich hier eine Zusammenfassung der letzten großen »Standortbestimmung«[18] des ACSM an. Wichtige Informationen des ACSM finden Sie kostenlos im Internet unter www.acsm-msse.org. Besonders informativ sind die Artikel, die Sie unter *Position Stands* zu den Auswirkungen von Bewegung und Belastung auf verschiedene Aspekte der Gesundheit abrufen können.

Die Empfehlungen für Krafttraining stimmen mit den Trainingsregeln des Kieser Trainings überein. Das sehr zeitaufwändige Mehrsatztraining wird vom ACSM für die Zwecke von Freizeitsport, Prävention, Rehabilitation und Therapie nicht empfohlen. Betont wird die günstige Relation zwischen Aufwand und Ertrag beim Einsatztraining. Für fortgeschrittene Trainierende, die bereit sind, erheblich mehr Zeit aufzuwenden, kann Mehrsatztraining bessere Ergebnisse bringen.

18 *Medicine & Science in Sports & Exercise*, Volume 30, Nummer 6: »The Recommended Quantity and Quality of Exercise for Developing and Maintaining Cardiorespiratory and Muscular Fitness and Flexibility in Healthy Adults«, Position Stand, June 1, 1998

Herz-Kreislauf-Fitness	
Trainingshäufigkeit	3–5-mal pro Woche
Trainingsintensität	(55) 65–90 Prozent der maximalen Herzfrequenz (Die Zahl in Klammer gilt für Personen mit sehr schlechter Fitness.)
Trainingsdauer	20–60 Minuten kontinuierliches oder intermittierendes Training mit Teileinheiten von wenigstens 10 Minuten, die sich über den Tag addieren. Während gesundheitliche Auswirkungen auch bei fraktioniertem, also in Abschnitte unterteilten, Training zu erwarten sind, ist mit einer Wirkung auf die allgemeine Fitness erst bei geschlossenen Einheiten von mindestens 20 Minuten zu rechnen
Art der Aktivitäten	jede rhythmische Bewegungsform, bei der im aeroben Bereich größere Muskelgruppen über längere Zeit beansprucht werden

Training für Muskelkraft und Kraftausdauer	
Trainingshäufigkeit	2–3-mal pro Woche
Trainingsintensität	lokale Ermüdung bis lokale Erschöpfung
Trainings-modalitäten	8–10 Übungen, Einsatztraining mit 8–12 Wiederholungen, bei älteren oder in ihrer Gesundheit beeinträchtigten Personen 10–15 Wiederholungen
Art der Aktivitäten	langsame dynamische Bewegung gegen Widerstand über den vollen Bewegungsumfang mit normaler Atmung (keine Pressatmung!).

TEIL III

ZURÜCKFINDEN ZUR GESUNDHEIT

1. RÜCKEN UND GELENKE

RÜCKEN UND GELENKE IN DER ARZTPRAXIS

Die meisten Patienten, die im Wartezimmer eines Orthopäden sitzen, haben Rückenschmerzen – beim Hausarzt sind das fast 10 Prozent. Wenn nicht operiert werden muss, wird passiv behandelt: Verordnet werden Medikamente, Wärme, Physiotherapie, Reizstrom und eine Vielzahl weiterer Maßnahmen. Sogar Schonung wird heute noch empfohlen, obwohl längst klar ist, dass sie den allergrößten Schaden anrichtet. Nur einem Drittel der Patienten mit Rückenleiden kann laut Statistik durch die üblichen Maßnahmen in der Praxis geholfen werden. Unklar bleibt, wie viele davon die Natur heilt – schon die antike Medizin wusste um die wichtigste Helferin des Arztes: die Zeit. *Natura sanat, medicus curat* – der Arzt behandelt, die Natur heilt –, beschreibt die damals wie heute begrenzte Wirkung ärztlicher Behandlung bei vielen Krankheiten. Und so klingen akute Rückenschmerzen in 90 Prozent der Fälle ohne Zutun von Arzt oder Therapeut spontan ab.

Noch heute können wir von den Ärzten der Antike lernen, die in der Lebensführung und im körperlichen Training wesentliche Heilmittel sahen. Die Zeiten von »Diclo, Fango und Tango« sollten vorbei sein. Der Nutzen einer guten stabilisierenden Kraft für Rücken und Gelenke ist ja mittlerweile wissenschaftlich gesichert. Trotzdem wird Krafttraining leider nur in den seltensten Fällen empfohlen. Patienten erfahren vom Nutzen des Trainings häufiger aus den Medien oder von Freunden als vom behandelnden Arzt. Schmerzhafte Gelenke werden heute sehr rasch mit teueren und aufwändigen Verfahren untersucht. Viele Kernspintomographien und Arthroskopien sind unnötig. Sinnvoll sind sie nur, wenn aus den Untersuchungsergebnissen Konsequenzen für die nachfolgende Behandlung abgeleitet werden. Das ist aber oft nicht der Fall. Man begründet all diese technischen Untersuchungen mit der Absicherung, man wolle auf keinen Fall etwas übersehen. Und die schlechteste Begründung ist die Ungeduld. Oft fordern Patienten eine Kernspinuntersuchung – es müsse endlich etwas geschehen. Durch die Untersuchung geschieht aber nichts! Allein durch zielgerichtetes Handeln kann die Lage verbessert werden. Auf der Grundlage des Krankheitsverlaufs und des körperlichen Untersuchungsbefunds kann der erfahrene Arzt gut abschätzen, in welchen Fällen (über ein Röntgenbild hinaus) Spezialuntersuchungen sinnvoll sind. Zuletzt wird der Kostendruck die Ärzte wohl zu einem maßvollen und gezielten Umgang mit kostenintensiver Diagnostik zurückführen.

Viele Gelenkbeschwerden lassen sich mit Kieser Training so gut behandeln, dass die Patienten im Alltag und beim Sport beschwerdefrei und gut belastbar sind. Lässt sich eine Gelenk-Operation nicht vermeiden, ist ein Training ebenfalls sinnvoll, denn krankheitsbedingte Schonung lässt Muskeln, Bindegewebe und Knochen schwinden. Wird die Zeit bis zur geplanten Operation aber gut genutzt, bleiben Struktur und Funktion erhalten. Mir berichten Patienten mit gut trainierten Muskeln nach einer Operation häufig, wie erfolgreich sie in der Nachbehandlung sind. Als Erste wieder auf den Beinen machen sie viel raschere Fortschritte als ihre untrainierten Bettnachbarn. Muskeln haben ein »Gedächtnis«: Waren sie vor einer Phase erzwungener Schonung stark, holen sie rasch wieder auf, wenn sie wieder aktiv sein dürfen. Kieser Training ist also die optimale Vorbereitung auf eine solche Operation.

Schmerztherapie ist mehr als Chemie

Schmerz hat ein Gedächtnis. Halten Schmerzen lange an, können sie sich »verselbstständigen«. Losgelöst von ihrer Ursache, bestehen sie fort und sind dann schwer zu behandeln. Es gehört zu den wichtigsten ärztlichen Aufgaben, Schmerz zu überwinden, um einer Chronifizierung zu begegnen. Regelmäßig fragen mich Patienten, ob sich das eingesetzte Mittel nur gegen den Schmerz richte oder ob es auch heile. Den Schmerz wolle man lieber aushalten, als ihn chemisch zu vertreiben. Schmerz ist aber nicht nur ein Symptom, Schmerz kann zur Krankheit werden und muss entsprechend energisch behandelt werden. Meine Kritik gilt hier den Schmerztherapeuten, deren Konzept über Tabletten, Spritzen, Schmerzpflaster, Physiotherapie und Akupunktur nicht hinausgeht. Besonders bei Schmerzpatienten können durch Manuelle Medizin und Medizinische Kräftigungstherapie große und anhaltende Fortschritte erzielt werden, denn Schmerzpatienten sind wegen jahrelanger Schonung oft besonders schwach. Gerade sie brauchen Kräftigung, auch als Brücke, die wieder zur ausdauernden Bewegung führen soll. Ausdauersport hebt die Schmerzschwelle, verbessert die Stimmung und trägt so wesentlich zur Überwindung der Schmerzkrankheit bei.

ZUM THEMA »PHYSIOTHERAPIE«

Physiotherapie kann sehr erfolgreich zur Nachbehandlung nach schweren Unfällen, zur neurophysiologischen Behandlung nach einem Schlaganfall, zur Therapie bei Kindern mit Entwicklungsstörungen und vielem mehr eingesetzt werden. Bei einem kranken Rücken, bei gestörten Gelenken und bei Osteoporose ist die Bilanz dagegen schlechter. Hier zeitigen der Ausgleich muskulärer Dysbalancen, die bessere Ernährung von Gelenkknorpel und Bandscheiben und die stabilisierende Kräftigung die weitaus beste Wirkung. Und das kann Physiotherapie nur ansatzweise leisten. Um muskuläre Dysbalancen auszugleichen, reicht das übliche Verordnungsvolumen nicht aus. Die Übungen, die die Patienten zu Hause machen sollen, werden leider nur selten gemacht. So gelingt Kräftigung nur sehr eingeschränkt und auch nur, wenn das Ausgangsniveau an Kraft niedrig ist. Selbst wenn Geräte für Medizinische Trainingstherapie (MTT) vorhanden sind, können sie die Kräftigung der Muskulatur meist nur einleiten. Die verfügbare Behandlungszeit bei knappen Verordnungsbudgets ist einfach zu kurz. Jede Art Krafttraining baut in den ersten Wochen nicht den Muskel auf, obwohl die messbare Kraft steigt. Zuerst wird immer die Verschaltung von Nerv und Muskel optimiert, erst an zweiter Stelle kommt dann der nötige Aufbau von Muskelmasse – aber bis dahin ist der Patient schon weg, denn das Behandlungsvolumen ist ausgeschöpft.

Ärzte liefern den Physiotherapeuten oft »Diagnosen«, die für eine gezielte Behandlung keine Grundlage darstellen. Begriffe wie *Lumbago* oder »Zervikalsyndrom« bezeichnen nur den Ort der Schmerzen; wo es weh tut, das wusste der Patient vorher auch. Diagnosen wie »*Lumboischialgie* bei Bandscheibenvorfall« sind dem Therapeuten nur dann hilfreich, wenn der Zusammenhang tatsächlich wie in der Diagnose behauptet besteht. Sehr oft liegt eine *Lumboischialgie* bei einer Kreuz-Darmbein-Blockierung vor, und der jetzt beschwerdefreie Bandscheibenvorfall gehört zur Vorgeschichte. In diesem Fall fehlt dem Therapeuten die für die Wahl seiner Mittel entscheidende Information. Er ist gezwungen, das zu tun, was eigentlich ureigene ärztliche Aufgabe ist: Er muss, wenn es kein anderer tut, seine Diagnosen selbst stellen. Den Grund für die falsche Rollenverteilung sehe ich in der unterschiedlichen Art und Weise, wie Rückenschmerzen betrachtet werden: Therapeuten lernen, funktionell zu denken und zu handeln, Ärzte denken überwiegend in den Kategorien »normale« und »gestörte Form« und sehen die Hilfe meist in der operativen Korrektur. Diese Kluft können nur Ärzte überbrücken, die der Funktion die gleiche Aufmerksamkeit schenken wie der Form.

Physiotherapeuten sind exzellente Diagnostiker

Zusatzausbildungen in Manueller Therapie und Osteopathie geben Physiotherapeuten das nötige Wissen und die Fertigkeiten für ihre Diagnosen. Durch ihre in täglicher Arbeit geschulten Hände tun sie sich leichter als Ärzte, die oft schwierigen Handgriffe zu erlernen. Was für die therapeutische Anwendung gilt, trifft auch für die Fähigkeit zu, scheinbar geringfügige Störungen in Gelenken und Muskulatur zu erkennen. Stellt sich die Frage, ob es gut gehen kann, wenn Ärzte die Hüter der Verordnung sind, ohne aber die Diagnose gestellt zu haben, diese oft nicht einmal nachvollziehen können?

Viele Patienten spüren die Kompetenz der Physiotherapeuten und suchen ihre Hilfe, ohne vorher mit einem Arzt gesprochen zu haben. Das ist natürlich auch keine Lösung! Was ist, wenn der Grund für Beschwerden über den Stütz- und Bewegungsapparat hinausreicht? Wer ist verantwortlich, wenn ein Harnwegsinfekt oder eine Knochenmetastase als Ursache für Schmerzen übersehen werden, weil der Patient von vornherein zum Physiotherapeuten geht? Erfolgreiche Therapeuten lassen sich als Heilpraktiker ausbilden oder behandeln nur noch »privat«. Sie sind vielen Ärzten in der Diagnostik von Rücken- und Gelenkleiden so weit überlegen, dass sie sich aus der ärztlichen Abhängigkeit lösen. Verantwortung dafür trägt eine Ärzteschaft, die den Halte- und Bewegungsapparat oberflächlich beurteilt und aus den Befunden falsche Konsequenzen zieht. Schon vor zwanzig Jahren hatte einer meiner Lehrer in Manueller Medizin diese Entwicklung vorausgesagt … jetzt stehen wir mitten im Wandel.

Nur gekonnte Physiotherapie kann aber punktgenau Probleme angehen, die jeder anderen Behandlung, inklusive Trainingstherapie, unzugänglich sind. Nötig ist eine bessere Zusammenarbeit: Von Ärzten sollte hier eine exakte Diagnose erwartet werden, eine Diagnose, die im Zusammenwirken mit Therapeuten noch weiter präzisiert wird. Art, Zusammensetzung und Umfang von Therapieprogrammen sind aufeinander abzustimmen. Gemeinsam mit dem Patienten müssen Arzt und Physiotherapeut für die häusliche Umsetzung eines Übungsprogramms sorgen.

Therapeuten sollten aber auch ihre Grenzen kennen. Bei einer großen Zahl von Krankheiten des Bewegungsapparats fehlt hier oft eine effektive Trainingstherapie – die ein Therapeut allerdings nur leisten könnte, wenn er neben seiner Praxis ein Trainingszentrum betriebe. Wenn Physiotherapeuten zur rechten Zeit Kräftigung in ihre Therapie miteinbeziehen und Kräftigungsmediziner erkennen würden, wo der Therapeut nötig ist, könnte man auch in schwierigen Fällen gute Ergebnisse erzielen.

NOCH EIN WORT ZUR »REHA-MEDIZIN«

In der Rehabilitation chronischer Rücken- und Gelenkleiden gibt es Fortschritte. Nach meiner Auffassung vor allem, weil die Trainingstherapie hier Einzug gehalten hat, wenn auch noch in äußerst unterschiedlicher Qualität. Immer wieder berichten Patienten nach ihrer Reha, dass die Trainingsgeräte ohne Anleitung und ohne Trainingsplan zur »freien Nutzung« angeboten wurden. Dass der Effekt derartiger »Trainingstherapie« gleich Null ist, bedarf keiner weiteren Erklärung. Weil es bei der Rehabilitation chronischer Rückenschmerz-Patienten immer wieder zu Misserfolgen kommt, sind immer neue Elemente hinzugefügt, unwirksame Maßnahmen aber nicht herausgenommen worden. Diese Entwicklung gipfelt in den »multimodalen Behandlungskonzepten«. Deren Wirksamkeit wurde zum Teil nachgewiesen. Bis zu dreißig Wochenstunden Therapie werden eingesetzt, um ein chronisches Schmerzleiden zu bessern. So etwas in vergleichbarer Qualität flächendeckend anzubieten ist in Zeiten knapper Budgets natürlich ganz undenkbar.

Aber braucht es bei dem Großteil der Kranken diesen Aufwand überhaupt?

Meine Antwort gründet auf meiner jahrelangen Erfahrung in der Rückenmedizin und sie lautet: Nein. Nach Ausschluss von Risikofaktoren und nach erfolgreicher Behandlung funktioneller Störungen leistet die Medizinische Kräftigungstherapie bei 80 Prozent der Kranken so viel, dass die Beschwerden gebändigt sind und der Mensch wieder ausreichend belastbar für Arbeit und Freizeit ist. Dieses Konzept wird aber als mechanistisch, als eindimensional abqualifiziert. Wer so denkt, hat die vielen Dimensionen der Muskulatur im Körper des Menschen nicht verstanden und noch weniger die vielfältigen Wirkungen des neuromuskulären Trainings. Ich will das GRIP und seine Nachahmer nicht verdammen, es sollte allerdings für die 15 bis 20 Prozent zur Verfügung stehen, die eine derart intensive Zuwendung brauchen, für die »restlichen« 80 bis 85 Prozent brauchen wir andere Lösungen. Ein Kostenvergleich fällt dramatisch zu Gunsten der Medizinischen Kräftigungstherapie aus. Zu fordern bleibt an dieser Stelle der wissenschaftliche Methodenvergleich.

2. VOM BEFUND ZUR DIAGNOSE – CHAOS UND ORDNUNG

Die vielen körperlichen und technischen Befunde, die etwa bei chronischen Schmerzpatienten zusammengetragen werden, sind kaum überschaubar: Haltungsfehler, Haltungsschäden, Skoliose, Kyphose, variable, virtuelle oder anatomische Beinlängendifferenzen, Muskelschwäche, Muskelverkürzungen, Muskelhärten, Atrophien, *Triggerpunkte, Tenderpoints*, Ansatzreizungen, Blockierungen, Beckenverwringung, Druckschmerz; Geräuschphänomene wie Schnappen, Reiben, Knirschen; Schwellungen mit oder ohne Schmerz und Überwärmung, Bewegungseinschränkungen mit oder ohne Schmerz; Provokationsschmerz, Nervenausfälle, Gangstörungen und so weiter. Dazu kommen noch die Befunde der »bildgebender Verfahren« und die Laborwerte. Diese willkürliche Auswahl lässt sich beliebig erweitern, je nach Blickwinkel des untersuchenden Arztes.

In dieses Durcheinander der Befunde muss der Arzt nun eine Ordnung bringen. Ein Befund erklärt sich nicht selbst, er benötigt fachkundige Interpretation, die Einordnung in ein Gedankengebäude, das wir als »Diagnose« bezeichnen. Zu oft wird aber ein Befund zur Diagnose erhoben. Der Weg vom Befund zu einer brauchbaren Diagnose führt zunächst über eine umfassende »Anamnese«, so bezeichnen wir den Bericht des Patienten über seine Beschwerden und seine Beobachtungen über körperliche oder seelische Veränderungen. Der Arzt prüft, ob die Befunde zu den Angaben des Patienten passen oder ob sie sich widersprechen.

Ein Beispiel
Der Patient klagt über nächtliche Kreuzschmerzen und Anlaufbeschwerden nach dem Aufstehen. Ein im Kernspin festgestellter Bandscheibenvorfall kommt als Erklärung nicht in Betracht, weil er solche Beschwerden nicht verursacht. In Frage kommt eine Arthrose der Wirbelgelenke oder eine Blockade der Kreuzbein- oder Wirbelgelenke.

Auch innerhalb der Fülle der Befunde gibt es klare Prioritäten. Wenn ein Muskelansatz am Schulterblatt druckempfindlich ist und die gleiche Stelle bei Anspannung des zugehörigen Muskels schmerzt, steht die Diagnose fest: Muskelansatz-Entzündung. Die Druckempfindlichkeit allein begründet diese Diagnose nicht, denn es gibt viele schmerzhafte Druckpunkte, doch von den meisten spüren wir im Alltag nichts. Erst im Zusammenhang erlangen sie ihre Bedeutung als Teil einer brauchbaren Diagnose.

Was aber ist mit dem oft eindrucksvollen Röntgenbild-Befund »Hüftgelenksarthrose«, wenn gleichzeitig Schmerzen in der Hüfte vorliegen? Wenigstens hier scheint doch der Zusammenhang eindeutig. Aber auch in diesem Beispiel sollte der Weg zur Diagnose über das Röntgenbild hinausgehen. Ein Röntgenbefund lässt nur sehr schlecht Rückschlüsse auf Arthrose-Schmerzen zu, denn nicht die sichtbaren Veränderungen verursachen den Schmerz, erst die Entzündung, die sich – zunächst für das Röntgenauge unsichtbar – auf die Arthrose setzt, verursacht Schmerzen. Schmerzen in der Hüftregion können viele Ursachen haben und erfordern neben dem Patientenbericht vor allem eine exakte körperliche Untersuchung der gesamten Hüftregion und der Beckengelenke. Ich könnte noch viele solcher Beispiele anfügen.

Aufgabe des Arztes ist es, die Vorgeschichte zu erheben und nachfolgend das diagnostische Puzzle unter Einbezug aller Befunde zusammenzusetzen.

Aus Fehldiagnosen lernen
Die Patientin Frau S., 48 Jahre alt, meldet sich am Telefon. Sie habe »immer schon« Schmerzen in der rechten Hüfte, die über den Oberschenkel zum Knie und bis ins Schienbein zögen. Schon lange habe sie das Gefühl, »krumm« zu sein und merke an den Hosenbeinen, dass die Beine ungleich lang seien.

Nach der Erstuntersuchung scheint der Fall klar: Blockierung eines Kreuzbeingelenks mit Beckenverwringung, dadurch eine vorgetäuschte Differenz der Beinlängen mit Fehlbelastung des Knies durch die Störung der Statik. Die Funktionsstörung lässt sich problemlos beseitigen, die Beschwerden sind rasch rückläufig, doch der Erfolg hält nur kurz an. Mehrfach werden Rückfälle erfolgreich behandelt, bis bei erneuter Vorstellung und unveränderten Beschwerden das Kreuz frei ist. Jetzt wird klar, dass die Schmerzursache nicht nur im Kreuz liegt. Eine Probeinjektion ins Kniegelenk schafft augenblicklich Klarheit. Die fast sofortige Schmerzfreiheit spricht für eine *Arthritis*, eine Entzündung des Kniegelenks. Das Röntgenbild ergibt eine offenbar entzündlich aktivierte *Arthrose*, die den Schmerz hervorrief. Ob die durch die Blockade mit Beckenverwringung bedingte Fehlbelastung für das Entstehen der entzündlichen Reizung eine Rolle spielte, bleibt unklar.

Weniger Vorurteile und eine genauere Untersuchung hätten mich in diesem Fall schneller ans Ziel geführt und die Patientin rascher von ihren Schmerzen befreit. Hier zeigt sich, dass nicht nur die einseitig morphologische Betrachtung, sondern auch der einseitig funktionelle Blick für eine sichere Diagnostik nicht ausreicht. Funktionelle *und* morphologische Ursachen von Krankheit und Schmerz müssen in der Abklärung gleichermaßen beachtet werden.

3. MEINE WERKZEUGE

In der Therapie der Rücken- und Gelenkleiden herrscht eine verwirrende Vielfalt. Und entsprechend unterschiedlich gehen Ärzte auch in ihren Praxen vor. Allgemein anerkannte Leitlinien bei der Diagnostik und Therapie von Rücken- und Gelenkleiden sind mir – außer bei Osteoporose – nicht bekannt. Ich möchte Ihnen nun meine Art vorstellen, Rücken- und Gelenkleiden zu behandeln. Natürlich ist das nicht das einzig mögliche Konzept. Es sind meine Strategien, die sich täglich aufs Neue zu bewähren haben und die sich immer wieder ein wenig verändern.

Jeder Arzt sammelt im Laufe seiner Ausbildung und während seiner praktischen Tätigkeit »Rezepte« für die Behandlung vielfältiger Leiden. Was sich nach subjektiver Einschätzung bewährt, landet im »Werkzeugkasten«, unbrauchbares wird ausgemustert. In den ersten Jahren ärztlicher Tätigkeit ist dieser Werkzeugkasten in einem ständigen Wandel begriffen, doch später ist das nicht mehr so. Der Griff in die Werkzeugkiste ist vertraut, die Arbeit geht rasch von der Hand. Man hat Routine. So erkläre ich mir die Beobachtung, dass es schwer ist, neue Behandlungsmethoden in der Ärzteschaft zu verankern, besonders aufwändige Methoden, die den bisherigen Rahmen zuerst einmal sprengen. Das gilt in unterschiedlicher Weise für die Manuelle Medizin wie für die Kräftigungstherapie. Die Manuelle Medizin stellt hohe Anforderungen an die Geduld des lernenden Arztes, denn es dauert Jahre, bis das nötige Fingerspitzengefühl entwickelt ist, und die für das Üben der notwendigen Fertigkeiten erforderliche Zeit muss an anderer Stelle eingespart werden.

Die Umsetzung der Kräftigungstherapie ist allerdings ohne umfangreiches Know-how ebenfalls nicht möglich. Die Ausrüstung in die eigene Praxis zu integrieren ist oft undenkbar, denn sie ist teuer und braucht viel Platz. Und so kann qualifizierte Kräftigungstherapie in der Regel nur an spezialisierte Dienstleister delegiert werden. Die Forderung nach einer besseren Versorgung von Rücken- und Gelenkleiden ist aber gleichbedeutend mit der Forderung, die eigenen Konzepte auf den Prüfstand zu stellen, Untaugliches auszusortieren, neue Elemente sorgsam auf ihre Brauchbarkeit zu prüfen und zu delegieren, was in der eigenen Praxis nicht zu verwirklichen ist.

MIT DEN HÄNDEN HEILEN

Die exakte Diagnose von Blockierungen ist schwierig und wird von zu wenigen Ärzten sicher beherrscht. An den Kliniken, wo wir unser »Handwerk« lernen, herrscht eine Kultur, die das Lernen und Üben in der Diagnostik funktioneller Störungen nicht nur erschwert, sondern sogar unmöglich macht: Die Diagnostik stützt sich dort überwiegend auf technische Untersuchungen, vor allem auf die modernen bildgebenden Verfahren wie Computertomografie und Kernspintomografie. Diese Techniken haben die Diagnostik natürlich revolutioniert: Wichtige Krankheiten können jetzt frühzeitig erkannt und behandelt werden. Funktionsstörungen wie Blockaden der Wirbelgelenke werden damit jedoch nicht erkannt und bleiben so unbeachtet. Im Gegenzug werden sichtbare Veränderungen überbewertet und begünstigen falsche Therapieentscheidungen. Letzteres ist keine Außenseitermeinung, auch renommierte Professoren kritisieren diese Entwicklungen in ihren Vorträgen, in den Lehrbüchern der Orthopädie wird mit Selbstkritik nicht gespart – ein Wandel ist dennoch nicht in Sicht.

Die Technisierung der Diagnostik in der Medizin schreitet fort. Dass körperliche Strukturen immer deutlicher abgebildet werden können, täuscht Objektivität vor. Der mit den Händen erhobene

Befund einer Bewegungsstörung kleiner oder auch großer Gelenke erscheint archaisch und überholt und ist dennoch nicht zu ersetzen. Während strukturelle Veränderungen heute immer eindruckvoller dargestellt werden, bleiben Störungen der Funktion immer häufiger im Dunkeln. Ungeübte Ärzte können die typischen Blockierungsbefunde nicht nachvollziehen, und die einfachste Reaktion auf dieses Unvermögen ist es, die Befunde in ihrer Existenz und Bedeutung zu leugnen.

Ein Beispiel, das die Folgen eines überflüssigen Expertenstreits zeigt

Bei einem Patienten mit Kreuzschmerzen, die bis in das rechte Bein strahlen, ist im MRT *(Kernspintomografie)* ein Bandscheibenvorfall sichtbar. Der Befund ist deutlich und passt von der Lokalisation zum Beschwerdebild. Der Vorfall wird operativ beseitigt, die Schmerzen bestehen jedoch fort. Das nennt man *failed-back-surgery-syndrom* – Operation misslungen. Bei genauer Untersuchung zeigt sich eine Blockierung der Kreuz-Darmbein-Gelenke mit Beckenverwringung. Nachdem die Blockade beseitigt ist, klingen die Schmerzen innerhalb weniger Tage vollständig ab.

Wer hinter diesem Beispiel eine seltene und unglückliche Ausnahme vermutet, irrt. Es kommt häufig vor, dass im Vorfeld einer Wirbelsäulen-Operation derartige Befunde nicht erhoben werden, obgleich eine harmlose Probebehandlung der Blockade rasche Klärung bringen könnte, ob die Bandscheibe oder das Blockierungsleiden die Ursache der aktuellen Schmerzen ist. Aus dem Mund zweier operativ tätiger Chefärzte, eines Wirbelsäulen-Chirurgen und eines Neurochirurgen, habe ich in öffentlichen Vorträgen gehört, dass man 50 Prozent der Bandscheibenoperationen in den vergangenen Jahren besser nicht vorgenommen hätte. Das oben genannte Beispiel liefert einen der Gründe dafür und unterstreicht mit Nachdruck die Forderung Grönemeyers, dass die »eine Seite«

von der jeweils »anderen« zu lernen habe. Absurd erscheint vor der Realität des oft ernüchternden Praxisalltags die Überheblichkeit mancher Ärzte bei der Beurteilung von Methoden, deren Grundlagen sie nicht beherrschen.

Manuelle oder Chirotherapie

In der Manuellen Therapie oder Chirotherapie behandelt der Arzt Funktionsstörungen am Bewegungsapparat mit Handgrifftechniken. In erster Linie geht es darum, Gelenkblockaden zu lösen, reversible Störungen der Beweglichkeit des Gelenks also, die eingeschränkt oder ganz aufgehoben sein kann. Weit verbreitet ist der irreführende Begriff des »Einrenkens«. Ein blockiertes Gelenk ist aber nicht »ausgerenkt« und kann demzufolge auch nicht eingerenkt werden. Bei den sehr effektiven Manipulationstechniken wird ein blockiertes Gelenk vielmehr so eingestellt, dass ein kurzer Bewegungsimpuls die Sperre löst. Die effektiven klassischen Techniken, die in geübter Hand gut verträglich sind und nur sehr selten ernste Nebenwirkungen haben, werden allerdings zunehmend ersetzt durch ebenso wirksame wie sanfte Methoden. Fast alle Blockaden können heute so behutsam gelöst werden, dass eine Schädigung ganz ausgeschlossen ist. Das Heilen mit den Händen ist den Ärzten in unserer Zeit jedoch leider weitgehend abhanden gekommen. Dazu schreibt Grönemeyer in seinem Rückenbuch:

Auch eine andere Seite verbindet alle Heilsysteme dieser Welt: die Fähigkeit des Arztes, mit seinen Händen zu arbeiten. In den modernen Industriegesellschaften ist dieses essenzielle Kriterium der Diagnostik und Therapie allerdings in den vergangenen Jahrzehnten aus dem Blick geraten – sehr zum Nachteil der Medizin. Denn »be-handelt« wird nur noch selten. An den Universitäten werden manuelle Fähigkeiten kaum mehr unterrichtet. Im Gesundheitssystem hat der Ärztestand die »Handarbeit« vom Zentrum in die Peripherie gedrückt und sie auf andere Gesundheitsberufe abgeschoben.

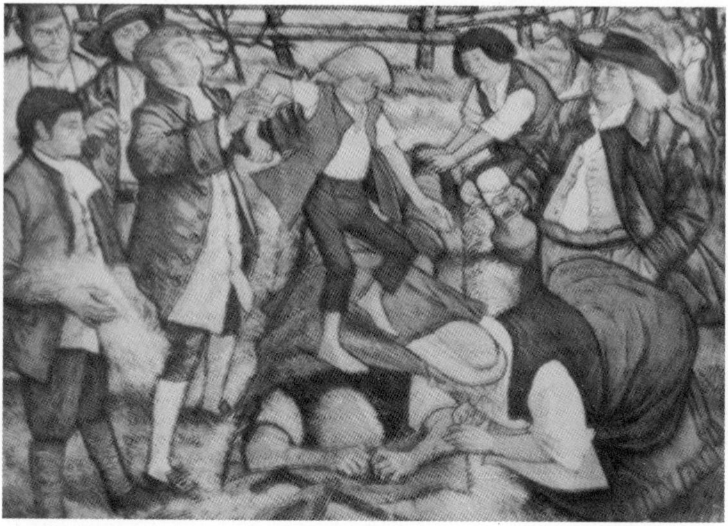

»Manuelle« Behandlung, hier ausnahmsweise mit den Füßen: Im Irland des 19. Jahrhunderts bearbeitet der siebte Sohn mit bloßen Füßen den Rücken seines Vaters. Eine derbe Decke schützt vor Verletzung. Zuspruch erhält der Bauer von seiner Frau. Ein Freund hält für die Nachbehandlung den gefüllten Bierkrug bereit. Bei Blockaden der Rippen-Wirbel-Gelenke war diese Kur sicher wirksam.

Mit dem Lösen von Blockaden allein ist es nicht getan. Werden immer nur die aktuellen Blockaden beseitigt, erzeugen wir eine kostspielige Drehtürmedizin, in der alle paar Monate die gleichen Maßnahmen zum Einsatz kommen. Die Heilung der Blockierungskrankheit ist dann ein realistisches Ziel, wenn der Chirotherapeut über seine Funktion als »Gelenk-Mechaniker« hinauswächst. Die unentbehrliche Rückfallprophylaxe gelingt durch

- Selbstmobilisierung,
- Abbau muskulärer Dysbalancen,
- Aufbau eines stabilisierenden Muskelkorsetts,

- Mobilisierungsreize beim Sport und bei Alltagsaktivitäten und
- Ausschalten übergeordneter Störungen.

»Übergeordnete Störungen« sind Blockierungen der Kopfgelenke (vom Hinterhaupt bis zum zweiten Halswirbel), Blockierungen der Kreuz-Darmbein-Gelenke, Störungen der Kiefergelenke und starke Muskeldysbalancen.

Infiltrationstherapie – ein Exkurs

In der Infiltrationstherapie[19] werden Lokalbetäubungsmittel mit oder ohne Zusatz von Cortison eingesetzt. Eine Serie von Spritzen an gereizte Sehnenansätze und in die Schmerzpunkte der Muskulatur unterbricht den Schmerzkreislauf »Verspannung – Schmerz – Verspannung«, der Selbstheilungsprozess kommt in Gang. Entspannungstechniken sowie aktive und passive Physiotherapie unterstützen die Heilung. Die Erfolge dieser Strategie überzeugen nicht, denn zum Teil werden lange bestehende Schmerzen zwar mit einer oder wenigen Injektion(en) beseitigt, sie kehren allerdings immer wieder zurück ... bis der Patient resigniert. »Spritzen« beseitigen quälende Schmerzen zwar sehr rasch, aber heilen können sie nicht. Sie bereiten nur den Weg für die eigentliche Therapie. Und auch hier gilt: Kräftigungstherapie ist nach Infiltrationstherapie gut verträglich und entsprechend wirksam. Die künstlich herbeigeführte »Ruhe in dem erkrankten Bereich« wird für den produktiven Aufbau von Substanz genutzt. Muskeln können sich entspannen und werden stärker, Sehnen und Sehnenansätze belastbarer und Muskeldysbalancen abgebaut.

19 »Therapeutische Lokalanästhesie« (TLA) ist der Fachbegriff für Infiltrationstherapien, wie sie der Autor verwendet

Zwei Beispiele zeigen das Zusammenspiel von Spritzen mit Manueller Therapie und Kräftigungsmedizin

1. Regelmäßig werden in orthopädischen Praxen Injektionen an den großen Rollhügel in der seitlichen Hüftregion durchgeführt. Dort setzen starke Muskeln an, und ein Schleimbeutel dient als das Gleitpolster zwischen Knochenhöcker und Sehnen. Die Injektionen sollten schmerzhafte Entzündungen dieser Sehnenansätze abklingen lassen. In der Manuellen Medizin ist bekannt, dass solche Entzündungen der Rollhügel oft von Blockaden der Kreuzbeingelenke mit Beckenverwringung begleitet sind. Löst man die verklemmten Gelenke, kann die Reizung der Muskelansätze von ganz allein abklingen. Das stellt zugleich die beste Rückfallprophylaxe dar.
2. Beim Tennisellbogen sind Rückfälle mit alleinigen Infiltrationen vorprogrammiert, doch die Kombination aus Infiltration und nachfolgender Kräftigungstherapie führt fast immer zur Heilung.

Manuelle Medizin und Kräftigungsmedizin gehen an die Wurzeln vieler Leiden, Infiltrationen erreichen nur die Ausläufer dieser Wurzeln und können außerdem in vielen Fällen durch andere Techniken wie Akupunktur, Trockennadelung und Behandlungstechniken aus der Physiotherapie und der Osteopathie ersetzt werden.

MEDIZINISCHE KRÄFTIGUNGSTHERAPIE

Das Herzstück meines Behandlungskonzepts ist die Medizinische Kräftigungstherapie. Sie heilt schwere und schwerste Leiden der Wirbelsäule, ihr Erfolg ist fast immer anhaltend: An der Halswirbelsäule liegen die Erfolge bei 70 Prozent, an der Lendenwirbelsäule bei über 80 Prozent der Fälle. Diese Zahlen sind eine Herausforderung für die etablierte Medizin, die zu Recht auf die noch ungenügenden wissenschaftlichen Belege verweist. Doch für den eindeutigen Nachweis der Wirksamkeit brauchen wir die Zusammenarbeit mit Universitäten. Die Methode stellt sich gern einer strengen wissenschaftlichen Prüfung. Die tägliche Erfahrung in der Praxis stimmt jedoch mit den vorhandenen wissenschaftlichen Daten überein, sodass ich die Medizinische Kräftigungstherapie (MKT) guten Gewissens empfehlen kann.

Anforderungen an Therapiemaschinen

Was eine Trainingsmaschine können sollte, haben Sie in Teil II, Kapitel 2, »Kieser Training« (Seite 70 ff.) erfahren. An die Therapiemaschinen werden wegen der damit zu behandelnden Krankheitsbilder besonders hohe Ansprüche gestellt. Bei den am häufigsten eingesetzten Maschinen »MedX-LE« für die Therapie von Krankheiten der Lendenwirbelsäule und »MedX-CE« für die Behandlung von Erkrankungen der Halswirbelsäulen wirken folgende Prinzipien zur Optimierung von Wirkung und Verträglichkeit:

- Der Bewegungsarm der Maschine wird durch ein Gegengewicht ausgeglichen, die bewegte Körpermasse wird gemessen und durch ein fein austariertes Gegengewicht im Bewegungsablauf neutralisiert. Im Zustand annähernder Schwerelosigkeit setzen sich nur die berechneten Kräfte als Trainingswiderstand der Bewegung entgegen.
- Der ROM *(Range of Motion)* wird exakt ermittelt und in jeder Sitzung genau reproduziert. Dem messen wir vor allem an der sehr beweglichen und empfindlichen Halswirbelsäule Bedeutung bei. Bei Schädigung der Halswirbelsäule ist ein Training in der MedX-CE über den vollen ROM von 126° weder sinnvoll noch möglich. Die vom Arzt angeordneten Einschränkungen können durch den präzisen Einstellmechanismus in jeder Sitzung genau umgesetzt werden. Das dient der Verträglichkeit und der Sicherheit der Trainingstherapie. In ähnlicher Weise gilt das für schwere Schädigungen der Lendenwirbelsäule an der MedX-LE.
- Bei jeder Bewegung, auch in der Trainingsmaschine, beginnt die Bewegung mit einer Beschleunigung, ihr folgt ein Plateau gleich-

bleibender Geschwindigkeit, dann folgt die Bremsphase, die abrupt in die erneute Beschleunigung übergeht. Die bei diesem Zyklus auf den Körper einwirkenden Kräfte stellen unerwünschte Belastungen dar, die durch ausgefeilte Technik auf ein Minimum reduziert werden können. Durch Umsetzung (Flaschenzugprinzip) gelingt es, die Bewegung des Gewichtsblocks auf ein Minimum zu reduzieren. An der MedX-CE verbleiben wenige Zentimeter, sodass Beschleunigungs- und Bremskräfte gegen Null gehen. An einer »Lat-Zug-Maschine« (für den breiten Rückenmuskel, *Latissimus*) beträgt der Hub jedoch fast einen Meter! So weit klafft Trainingstechnologie auseinander.

Die Medizinische Kräftigungstherapie ist keine Erfindung von Werner Kieser. Dieses Behandlungsverfahren wurde an der Universität von Florida von 1972 bis 1985 entwickelt. Ausgangspunkt war die Frage, welche Rolle die tiefen Rückenstreckmuskeln für den chronischen Rückenschmerz spielen. Die Forscher hatten viele

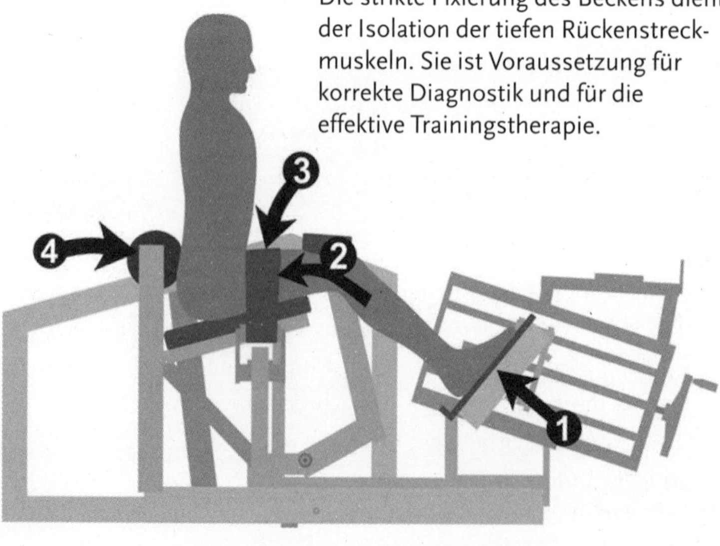

Fixierung des Beckens in der MedX-LE: Die strikte Fixierung des Beckens dient der Isolation der tiefen Rückenstreckmuskeln. Sie ist Voraussetzung für korrekte Diagnostik und für die effektive Trainingstherapie.

Hürden zu nehmen, denn damals stand noch kein Messverfahren für eine isolierte Kraftmessung der Rückenstrecker zur Verfügung, es konnte nur die globale Kraft aller an der Rumpfaufrichtung beteiligten Muskeln gemessen werden. Zusammen mit den Lendenstreckern sind dafür die oberflächlichen Rückenmuskeln, die Gesäßmuskeln und die hinteren Beinmuskeln aktiv.

Da die »Hilfsmuskeln« viel stärker sind als die Lendenstrecker, ist die Aussage solcher Messungen – die bis heute praktiziert werden – gleich Null. Mit einer in fünfzehnjähriger Forschungsarbeit entwickelten Messapparatur entstand eine Diagnose- und Therapiemaschine, die die isolierte Kraft der Rückenstrecker winkelbezogen misst und so die Kraftkurve ermittelt. Das gelingt nur, wenn alle Hilfsmuskeln »ausgeschaltet« sind. Sollen die Rückenstrecker isoliert getestet oder trainiert werden, muss man das Becken fixieren.

Steht das Becken still, können die Hilfsmuskeln sich zwar anspannen, sind aber an der Bewegungsausführung nicht beteiligt. Ein großer Teil der Technik an dieser ungewöhnlichen Trainings-

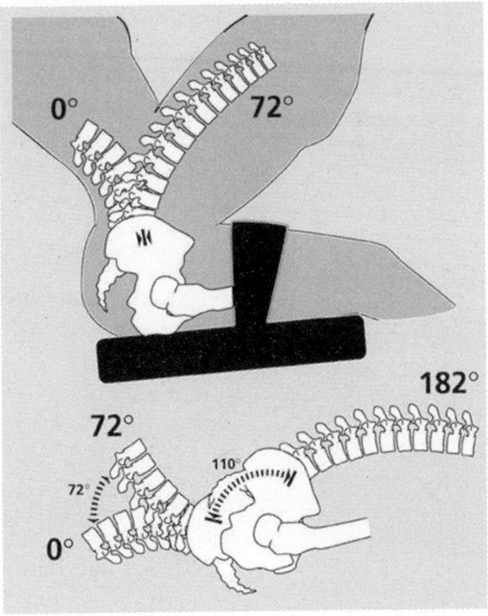

Isolation der Rückenstrecker. Bei fixiertem Becken ist beim Gesunden die Beweglichkeit für Beugung und Streckung auf 72° eingeschränkt. Die Rückenstrecker werden isoliert und damit sehr effektiv trainiert. Ohne Fixierung beträgt der Bewegungsumfang aus voller Beugung bis in die vollständige Streckung 182°.

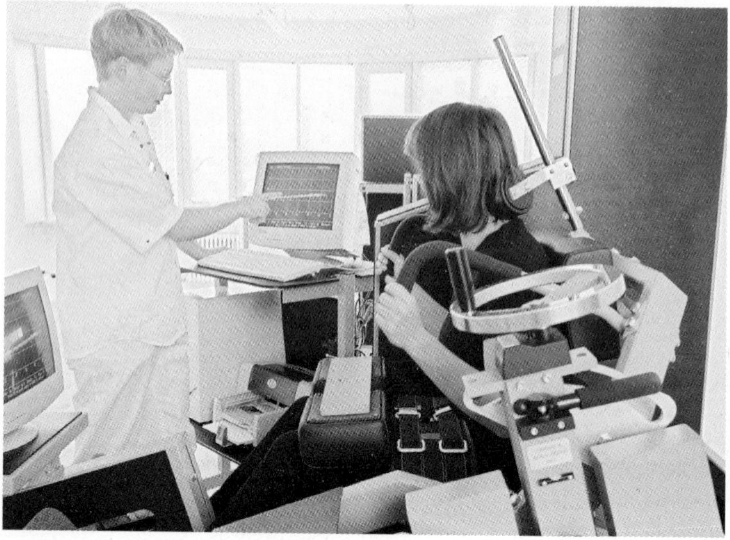

Diagnose- und Therapiemaschine MedX-LE

maschine dient der sicheren und zugleich schonenden Fixierung des Beckens. Die Lendenstrecker sind dann nicht nur messtechnisch gut erreichbar. Führen diese Muskeln die Bewegung allein aus, so erhalten sie den ganzen Trainingsreiz und sind hervorragend trainierbar. Studien aus den USA zeigen, dass bei Patienten mit chronischen Rückenschmerzen die Kraft der Lendenstrecker im Durchschnitt um 50 Prozent vermindert ist. Schwache Muskeln sind gut trainierbar, doch wenn sie im Training bei Hantelübungen oder in schlechten Trainingsmaschinen nicht isoliert werden, übernehmen die Hilfsmuskeln die meiste Arbeit. Die Lendenstrecker »verstecken« sich hinter ihnen und bleiben so schwach wie zuvor.

Die Forscher der Universität von Florida konnten nicht nur das Kraftdefizit bei Schmerzpatienten nachweisen. Sie zeigten, dass nicht nur das Kraftniveau zu schlecht ist, auch der Verlauf der Kraftkurven weicht bei Schmerzpatienten oft von der Norm ab: Während bei gebeugter Wirbelsäule häufig eine relativ gute Kraft der Streckmuskeln nachweisbar ist, fällt diese bei zunehmender

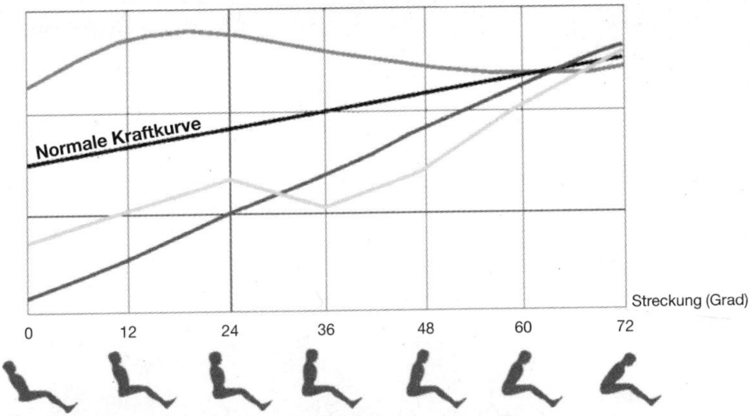

Kraftkurven isolierter Rückenstreckmuskeln. Die Kraftkurve des Rückenstreckers ergibt sich, bei normaler Beweglichkeit, aus sieben Messpunkten, beginnend in voller Beugung (72°), dann alle 12° bis zur vollen Streckung (0°). Beim gesunden Muskel fällt die Kurve linear im Verhältnis 1,4 : 1 von der Beugung zur Streckung ab. Die beiden unter der Normkurve liegenden Kurven zeigen den für Schmerzpatienten typischen Abfall der Kraft mit zunehmender Aufrichtung der Wirbelsäule. Die über der Norm liegende Kurve ist ein Kuriosum: sie gehört zu einem ambitionierten Wasserski-Sportler und zeigt die Anpassungsfähigkeit der Muskulatur an besondere Belastungsformen.

Aufrichtung ab und entfernt sich immer weiter von der Normkurve.

Gerade in der aufrechten Position brauchen wir aber Kraft und Kraftausdauer, um die Wirbelsäule zu stabilisieren. Die Wissenschaftler konnten darüber hinaus belegen, dass der Schmerz in der Regel nachlässt, wenn es gelingt, das Kraftdefizit zu beheben. Analog zur Maschine für die Lendenwirbelsäule (MedX-LE) wurde eine Trainingsmaschine für die tiefen Nackenstrecker (MedX-CE) entwickelt. Sie folgt den gleichen Prinzipien und bewährt sich in der Praxis bei chronischen Nackenschmerzen unterschiedlicher Ursache und bei chronischem Spannungskopfschmerz. Frau Dr. Kieser gründete mit dieser neuen Methode 1990 in Zürich die erste europäische Praxis für Medizinische Kräftigungstherapie. Von hier aus verbreitete sich die MKT auch über ganz Deutschland und ist jetzt dabei, die Welt zu erobern.

Angezeigt ist Medizinische Kräftigungstherapie bei

- chronischen Nackenschmerzen mit oder ohne Ausstrahlung in die Arme;
- chronischen Kreuzschmerzen mit oder ohne Ausstrahlung in die Beine;
- Instabilität durch Höhenminderung der Bandscheiben infolge Degeneration oder nach Bandscheiben-Operation;
- Instabilität bei Wirbelgleiten;
- schwere degenerative Veränderungen der Wirbelsäule, zum Beispiel Verengung des Rückenmarkskanals, Verengung der Nervenaustrittslöcher durch Verdickung der Wirbelgelenke bei Arthrose;
- Instabilität nach Verletzung (sofern keine Operation erforderlich ist);
- Schleudertrauma der Halswirbelsäule nach der Akutphase;
- Hypermobilität insbesondere der Halswirbelsäule, oft mit Blockierungsneigung;
- *Skoliosen* (Verkrümmung der Wirbelsäule mit Abweichung zur Seite, häufig kombiniert mit Verdrehung von Wirbelkörpern und Teilversteifung);
- *Kyphosen* (krankhaft vermehrter Rundrücken);
- fortgeschrittene oder manifeste *Osteoporose*[20], sofern keine Kontraindikation vorliegt.

Die Therapie ist auch im frühen Jugendalter gut durchführbar, der Patient sollte jedoch größer als 150 Zentimeter sein. Nach oben

20 Zur Prävention der Osteoporose bei leichter Minderung der Knochendichte (*Osteopenie)* ist ein gesundheitsorientiertes Krafttraining ausreichend.

gibt es keine Altergrenze, soweit Allgemeinerkrankungen die Therapie zulassen und der Patient zur Kooperation bereit ist. Oft sind die Erfolge bei lang dauernder und schwerer Krankheit besonders eindrucksvoll. Das erklärt sich durch den bei diesen Patienten meist besonders ausgeprägten Muskelschwund, und dieser erklärt sich nicht nur durch Schmerz; ängstlicher Rückzug, Niedergeschlagenheit, schlechtes Selbstwertgefühl und falsche Behandlungskonzepte tragen ebenfalls zum muskulären Verfall bei und verschlimmern die Krankheit.

Medizinische Kräftigungstherapie darf bei folgenden Krankheiten oder Krankheitsphasen nicht eingesetzt werden:

- bei frischem Bandscheibenvorfall (BSV) bis zur 6. Woche nach dem Ereignis;
- fortschreitenden Nervenausfällen, zum Beispiel Lähmungen beim Bandscheibenvorfall;
- frischem oder nicht vollständig ausgeheiltem Wirbelbruch bei *Osteoporose*;
- Tumoren oder Metastasen, die einen Wirbelbruch begünstigen können;
- nicht ausreichend behandeltem Bluthochdruck;
- krankhafter Erweiterung der Hauptschlagadern *(Aortenaneurysma);*
- Verengung der Herzkranzgefäße mit instabiler *Angina pectoris;*
- Becken- und Beinvenenthrombose;
- schlechtem Allgemeinzustand mit unklarer Ursache.

Diese Liste ist nicht vollständig, da nach ärztlicher Abwägung im Einzellfall auch andere krankhafte Zustände als Gegenanzeigen für eine Medizinische Kräftigungstherapie anzusehen sind.

Der Behandlungsplan erfolgt mit dem Ziel einer zuverlässigen Qualitätssicherung nach strengen Leitlinien: Nach einer umfassenden Eingangsuntersuchung stellt der Arzt die Indikation und erstellt den Behandlungsplan. Anweisungen an die Therapeuten werden schriftlich fixiert, jede Sitzung protokolliert. Wenn es angezeigt ist, wird bei der ersten Sitzung ein Probetest durchgeführt. Er dient der Gewöhnung an den Testablauf und lässt meist erkennen, ob der Patient die für den zweiten Behandlungstag geplante Muskelfunktionsanalyse verträgt. Das Testergebnis ergänzt die Diagnostik und ist Grundlage für die Verlaufsbeurteilung. Danach wird bei zwei Therapiesitzungen pro Woche das Trainingsgewicht gesteigert, um einen größtmöglichen Muskelaufbau zu erreichen. Trainiert wird nur im schmerzfreien Bewegungsbereich. Die Verträglichkeit wird vor jeder Behandlung im Gespräch zwischen Patient und Therapeut geprüft. Hier wird offensichtlich: Die Medizinische Kräftigungstherapie steht und fällt mit der Bereitschaft der Patienten zur Mitarbeit und mit einer guten Kommunikation zwischen Patient, Therapeut und Arzt.

Die Ziele der Kräftigungstherapie

Je nach Befunden, Vorgeschichte, Risiken und Verlauf sind 12 bis 25 Sitzungen ausreichend, um folgende Ziele zu erreichen:

- Linderung oder Beseitigung der Beschwerden,
- Normalisierung von Kraftkurve und Kraftniveau,
- Verträglichkeit für das nachfolgende Erhaltungstraining,
- Belastbarkeit für übliche Beanspruchungen in Beruf und Freizeit.

Die geringe Anzahl von Therapiesitzungen bei einer meist eindrucksvollen Verbesserung der Kraftkurve zeigt, wie wirksam das Training unter verbesserten Bedingungen ist. Die Qualität der Therapiemaschinen spielt dabei eine zentrale Rolle, denn mit üblicher Trainingstechnologie sind in so kurzer Zeit keine derartigen Fortschritte möglich.

Gelegentlich sind allerdings ergänzende Therapiemaßnahmen erforderlich, entweder um Beschwerden zu lindern, häufiger aber, um »Therapie-Hindernisse« aus dem Weg zu räumen – das sind an der Halswirbelsäule schmerzhafte Verspannungen und Verkürzungen der Muskulatur, Ansatzreizungen der Nackenmuskeln am Hinterhaupt und am Schulterblatt sowie Blockierungen. An der Lende sind es vor allem Blockierungen der unteren Wirbelgelenke und der Kreuz-Darmbein-Gelenke (ISG). Sie können den Therapieerfolg verhindern. Werden sie dauerhaft beseitigt, ist die Verträglichkeit meist gesichert.

Ob die Therapie erfolgreich war, wird in der ärztlichen Abschlussuntersuchung bewertet, danach das weitere Vorgehen besprochen. Die wichtigste Aufgabe des Arztes im Abschlussgespräch ist es, den Patienten nach erfolgreicher Trainingstherapie für das nötige Erhaltungstraining zu motivieren, denn ohne weiteres Training schwindet ein guter Teil der hart erarbeiteten Kraft innerhalb weniger Monate. Die Stabilisierung ist gefährdet, und das alte Leiden kann erneut auftreten.

In unserem zivilisierten Alltag fehlen die Reize, die der Körper für eine einwandfreie Funktion benötigt. Diese ersetzen wir durch das Erhaltungstraining. Hier kommt uns die Physiologie von Muskeln und Knochen entgegen: Während des Aufbaus von Substanz sind die Anforderungen an Trainingsintensität und Trainingshäufigkeit hoch. Für die Erhaltung reicht als biologisch wirksamer Reiz nicht nur eine reduzierte Intensität, sondern auch eine geringere Häufigkeit. In der Regel lässt sich mit einem Training in der Woche der in der Therapie errungene Erfolg über eine lange Zeit erhalten.

4. HÄUFIGE KRANKHEITEN UND IHRE BEHANDLUNG

In diesem Kapitel stelle ich Ihnen nun häufige Störungen und Krankheiten des Halte- und Bewegungsapparats vor. Neben Ursachen und Krankheitszeichen wird die aus meiner ärztlichen Perspektive sinnvolle Behandlung dieser Krankheiten erklärt. Eine vollständige Übersicht über die orthopädischen Krankheitsbilder würde den Rahmen des Buches allerdings sprengen. Ich lege den Schwerpunkt auf häufig auftretende Leiden, bei denen (zunächst) nicht operiert werden muss und bei denen sich die Kombination aus Manueller Medizin und Kräftigungstherapie besonders bewährt hat.

»Unspezifische« Rückenleiden

Unspezifische Rückenleiden gibt es nicht. Einem Schmerz, einer Dysfunktion liegen immer körperliche oder psychische Befunde zu Grunde. Gelingt es nicht, diese genau zu fassen, sprechen die Ärzte von »unspezifisch« oder beschränken sich auf die Beschreibung von Krankheitszeichen. Eine präzise Diagnose ist allerdings möglich, wenn alle Möglichkeiten ärztlicher Diagnostik genutzt werden: die exakte Beschreibung durch den Patienten, die differenzierte körperliche Untersuchung und, soweit erforderlich, technische Untersuchungen wie Laborwerte, Röntgenbilder, Computertomografie und Kernspintomografie.

Selbst der mit diesen Mitteln nicht aufzuklärende Rest von Rückenbeschwerden ist nicht wirklich »unspezifisch«, sondern eher »von der Ursache her aktuell ungeklärt«. Wenn eine Krankheit, ein

Schmerz, eine Gebrauchsstörung unklar ist, sollte das eigentlich den Ehrgeiz des Arztes anstacheln, den Ursachen auf den Grund zu gehen. Mit dieser aus praktischer Erfahrung gefestigten Meinung stelle ich mich gegen die Lehrmeinung: Laut Prof. D. Riede[21] von der Universität Halle-Wittenberg sind 94 Prozent aller Kreuzschmerzen »unspezifisch«. Hier zeigt sich der tiefe Graben zu einer Schulorthopädie, die sich den Erkenntnissen der Manuellen Medizin verschließt. Die überwiegende Mehrzahl von Rückenbeschwerden ist in der großen Vielfalt funktioneller Störungen des Stütz- und Bewegungsapparats begründet. Diese sind natürlich mit keinem technischen Verfahren zu ergründen. Sie erschließen sich dem in Manueller Therapie erfahrenen Arzt durch die körperliche Untersuchung.

Der »Ischias«

Als »Ischias« wird im Volksmund der Kreuzschmerz mit Ausstrahlung ins Gesäß oder in die Beine bezeichnet. Der Begriff wird von dem der *Ischialgie* abgeleitet und bedeutet »Schmerz im Versorgungsgebiet des Ischiasnervs«. Eine Ischialgie entsteht durch Druck auf den Nerv, dieser Druck entsteht dort, wo die Rückenmarksnerven aus der Wirbelsäule austreten. Diesen Schmerz spürt man nicht am Ort der tatsächlichen Schädigung, sondern in dem Bereich, aus dem der zuständige Nerv Meldungen in Richtung Rückenmark und Gehirn sendet. Der Druck auf den Nerv kann auch von einem stark verspannten und verhärteten Muskel im Gesäß ausgehen: Der birnenförmiger Muskel *(M. piriformis)* sitzt direkt auf dem Ischiasnerv und kann die Nervenfasern reizen. Häufiger als auf eine echte *Ischialgie* treffen wir auf Ausstrahlungsschmerzen, die einer echten *Ischialgie* sehr ähnlich sind. Sie werden nahezu ausschließlich durch Blockierungen der Kreuz-Darmbein-Gelenke (*Iliosakral*-Gelenke)

21 D. Riede (Martin-Luther-Universität, Halle-Wittenberg): »Irrungen und Verirrungen an Rückenpatienten«, in: *Leitlinien zum modernen Rückenmanagement.* W. Zuckerschwerdt Verlag, 2001, Seite 4–13

verursacht. Diese Blockierungen gehen fast immer mit einer Verwringung des Beckens einher. Dadurch werden zahlreiche Strukturen des Beckenrings und der Beckenweichteile gereizt und die Bänder des Beckens überlastet. »Ischias« ist also keine Diagnose, sondern beschreibt einen Schmerz, der vom Kreuz ins Bein zieht oder nur dort zu spüren ist. Eine Diagnose aber verlangt die Aufklärung der Ursache.

Muskelschmerzen und Sehnenansatzschmerzen

Sie haben in der Medizin viele Namen, die allerdings mehr Verwirrung als Klarheit stiften. Besonders unzutreffend ist die immer noch gebräuchliche Bezeichnung »Weichteilrheuma«. Durch diesen falschen Begriff werden harmlose Überlastungsstörungen in die Nähe von echten rheumatischen Krankheiten gerückt, mit denen sie nichts zu tun haben. Aktuell gebräuchlich sind »*Myofasziale* Schmerzsyndrome« und *Myotendopathien*. Diese Unterscheidung ist für den Alltagsgebrauch sinnvoll, da sich praktische Konsequenzen für die Behandlung ableiten lassen.

Myofasziale Schmerzsyndrome sind Muskelschmerzen. Sie entstehen durch Überlastung, durch Fehlbeanspruchung und durch eine ängstliche Grundhaltung, die oft mit Muskelverspannung einhergeht. Schmerzhafte »Triggerpunkte« sind typisch und können eine Schmerzausstrahlung in benachbarte Bereiche verursachen. Sie kommen in fast allen Muskeln vor, sehr oft in der Muskulatur des Nackens und des Schultergürtels. Trapezmuskel und Schulterblattheber sind besonders häufig betroffen. Unbehandelt wird der Schmerz oft chronisch. Mit Physiotherapie und muskelentspannenden Medikamenten lassen sich akute Beschwerden lindern. Entspannungstechniken wie Autogenes Training oder Progressive Muskelrelaxation nach Jakobson unterstützen die Therapie, eine Heilung gelingt damit jedoch selten. Diese erreichen wir nach dem Abklingen akuter Beschwerden durch Kräftigungstherapie. Der intensiven Anspannung im Krafttraining folgt beim gesunden Muskel die Entspannung. Das nutzen wir auch für den kranken Muskel. Es gelingt, wenn wir die passende Reizstärke wählen. Wie in der medikamentösen Therapie kommt es auch beim Krafttraining auf die richtige Dosierung an.

Bei *Myotendopathien* haben die Schmerzen ihren Ursprung im Übergang von Muskel-Sehne-Sehnenansatz am Knochen. Sie werden auch als »Muskel- oder Sehnenansatzentzündungen« *(Insertionstendopathien)* bezeichnet. In diese Gruppe gehört der »Tennisellbogen« ebenso wie der sehr häufige Spannungskopfschmerz.

Chronische Spannungskopfschmerzen

Die am häufigsten auftretende Art von Kopfschmerz ist der chronische Spannungskopfschmerz. Ausgehend von Nackenmuskelverspannungen werden die Muskel-Sehnen-Ansätze am Hinterhaupt gereizt. Diese sind die Quellpunkte oder *Triggerpunkte* für die in den Kopf, ins Gesicht oder in die Ohrgegend strahlenden Schmerzen. Der Patient spürt Schmerzen im Nacken und am Hinterhaupt, teils mit eingeschränkter Beweglichkeit der Halswirbelsäule. Der Zusammenhang zwischen Nacken- und Kopfschmerz ist meist, aber nicht immer, offenkundig. Recht häufig und schwerer zu diagnostizieren sind Schmerzen identischer Ursache, die zu den Ohren, zur Schläfenregion, in die Jochbeine, in die Augenhöhlen und in die Stirn ausstrahlen. Gelegentlich begleitet ein wechselhafter, diffuser Schwindel das Bild. Vor einer manualmedizinischen oder orthopädischen Behandlung werden diese Patienten häufig vom HNO-Arzt, vom Zahnarzt, vom Neurologen und vom Augenarzt untersucht, jeweils mit unauffälligem Befund.

Der Arzt findet eine verspannte, verkürzte und druckempfindliche Nackenmuskulatur. Die Muskelansätze am Hinterhaupt sind stark schmerzhaft. Wenn sich durch Druck auf diese lokalen Schmerzpunkte eine Ausstrahlung in den vom Patienten beschriebenen Schmerzbereich auslösen lässt, ist der Typus »Spannungskopfschmerz« bewiesen. Andernfalls klärt eine lokale Infiltration der Muskelansatz-Bereiche mit einem Lokalbetäubungsmittel die Frage, ob ein Spannungskopfschmerz vorliegt oder nicht: Lassen sich die Beschwerden auf diese Weise für Stunden bis einige Tage beseitigen, ist der Verdacht bestätigt.

Bei der Behandlung werden zuerst durch lokale Infiltration die Quellpunkte des Spannungskopfschmerzes ausgeschaltet, in dieser »künstlichen Ruhe« setzt Kräftigungstherapie ein. Anfangs verfolgt sie das Ziel, die Spannung der Muskeln herabzusetzen und verkürzte Muskeln (Trapezmuskeln und Schulterblattheber) zu dehnen. Bei guter Verträglichkeit werden die Trainingsgewichte gesteigert, um eine gute statische und dynamische Stabilisierung zu erreichen. Bei Verkürzung der Nackenmuskeln lassen sich fast immer Blockierungen der Halswirbelsäulengelenke nachweisen.

Chronische Nackenschmerzen

Blockaden sind meist nicht verantwortlich für chronische Nackenschmerzen; die Blockaden sind vielmehr die Folge der krankhaften Veränderungen. Die verspannten Muskeln stauchen die Gelenke ineinander. Löst man die Blockaden, ohne die Dysbalance zu beseitigen, sind Rückfälle unvermeidlich. Oft lösen sich Blockaden nach sechs bis zwölf Sitzungen in der Kräftigungstherapie spontan. Maßnahmen wie Fango und Massagen können an der richtigen Stelle ebenfalls gute Wirkung entfalten, die Heilung gelingt dann mit Kräftigungstherapie. Sie beseitigt langfristig Verspannungen und Verkürzungen ebenso wie muskuläre Schwäche. In schweren Fällen leistet auch gezielte Physiotherapie sowohl zur muskulären Entspannung als auch zur Muskeldehnung noch einen wertvollen Beitrag auf dem Weg zur Heilung. Nicht selten gelingt die Kräftigungstherapie auch ohne Vorbehandlung durch Infiltration der Muskelansätze.

Fibromyalgiesyndrom

Die Ursache des Fibromyalgiesyndroms ist bis heute ungeklärt, doch es ist charakterisiert durch allgemeine Muskel- und Muskelansatzschmerzen. Typisch sind sogenannte *Tenderpoints*, Druckpunkte am Übergang von den Muskeln zu den Sehnen. Depressive

Symptome, rasche allgemeine und muskuläre Ermüdbarkeit und Morgensteifigkeit begleiten das chronische und sehr schwer zu behandelnde Leiden. Die übliche Physiotherapie und Infiltrationen sind ohne gesicherten Nutzen, doch Kräftigungstherapie nimmt im Behandlungskonzept eine wichtige Stellung ein, da sie der drohenden »Dekonditionierung«, dem Kraft- und Konditionsverlust mit zunehmend geringerer Belastbarkeit, entgegenwirkt: Eingestiegen wird mit geringer bis mittlerer Intensität, die langsam gesteigert wird. Dass das Training häufig verändert werden muss (die Trainingsgewichte und der Bewegungsumfang werden laufend angepasst), fordert Therapeuten, Trainer und Patienten. Gute Aufklärung und sorgsame Überwachung des Trainingsverlaufs sind Voraussetzung dafür, dass der Betroffene langfristig effektiv mitarbeiten kann. Bei guter Zusammenarbeit sind erfreuliche und anhaltende Besserungen möglich.

FUNKTIONELLE STÖRUNGEN DER WIRBELSÄULE

Blockierung der Kreuz-Darmbein-Gelenke

Synonyme: *Iliosakral*-Gelenkblockade (ISG-Blockade), SIG-Blockade

Der Patient erzählt von meist lange bestehenden und stark wechselnden Schmerzen im Kreuz, in den Hüften, in den Leisten, teils auch mit Ausstrahlung in die Beine. Nachts können Beschwerden auftreten. Morgens beim Aufstehen, besonders nach langer Bettruhe am Wochenende, ist das Kreuz steif und schmerzt, bis nach dem Aufstehen die gestörten Gelenke »eingelaufen« sind. Langes Stehen oder Sitzen, insbesondere bei langen Autofahrten, verschlimmert, langsames Gehen ist oft auch schmerzhaft (etwa beim Stadtbummel), während flotte Bewegung fast immer gut tut. Hochgradig verdächtig ist es, wenn gleichzeitige Kreuz- und Leistenschmerzen auftreten. Seltener treten die ziehenden Schmerzen nur in einem Bein, in einem Kniegelenk oder in den Fußgelenken auf. Bei Frauen beginnen die Beschwerden oft »mit dem ersten

Kind« und kommen nie mehr richtig zur Ruhe. Ein buntes Bild: Die ISG-Blockierung ist ein Chamäleon der Medizin.

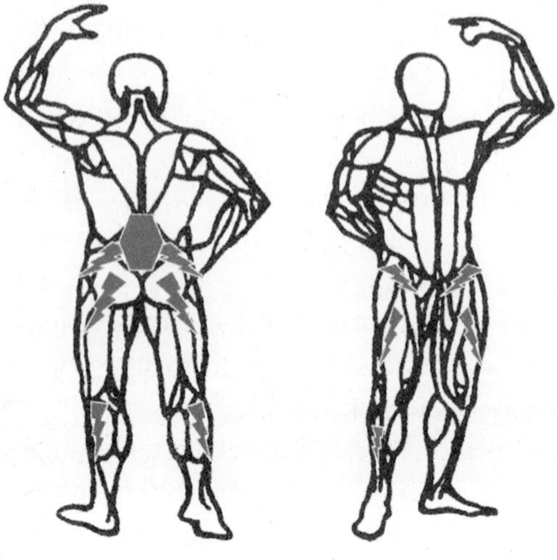

Schmerzlokalisation und Schmerzausstrahlung bei ISG-Blockierung mit Beckenverwringung

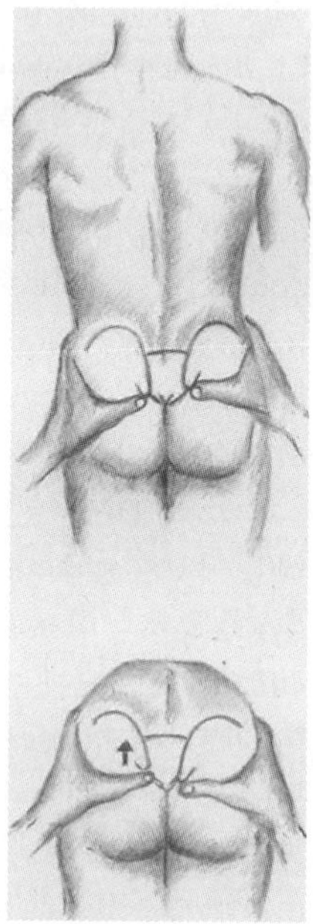

Vorlaufphänomen bei ISG-Blockierung

Der Arzt findet bei der Untersuchung im Stehen ein »positives Vorlaufphänomen« (Erklärung folgt im nächsten Absatz), im Liegen eine »variable Beinlängendifferenz«. In Bauchlage prüft er die Gelenkbeweglichkeit. Während direkte Prüfung und »Vorlauf« viel Erfahrung brauchen, damit man zuverlässige Resultate erhält, ist die Prüfung der Beinlängen im Sitzen und Liegen leicht durchführbar und so aussagekräftig, dass sich allein daraus ein gut begründeter Verdacht auf eine Blockade ableitet.

Der »Vorlauf« beruht auf einem sogenannten Mitnehmereffekt: Beugen wir uns nach vorn, wird ein Wirbel nach dem anderen abgerollt. Wenn die Bänder zum jeweils nachfolgenden Wirbel straff sind, folgt dieser der Bewegung. Das geschieht gleichzeitig, wenn die Gelenke beidseits frei beweglich sind. Ist eine Seite blockiert, geht das betroffene Gelenk sofort mit und erzeugt eben einen gut sichtbaren »Vorlauf«.

Bei der »variablen Beinlängendifferenz« werden die unterschiedlichen Beinlängen im Liegen und Sitzen geprüft. Dieses Phänomen ist auf den ersten Blick verblüffend, erklärt sich jedoch ganz einfach: Der Drehpunkt der Beckenschaufel liegt in der Rotationsachse des Kreuz-Darmbein-Gelenks. Die Hüftpfannen, in denen die Gelenkköpfe der Oberschenkelknochen aufgehängt sind, liegen deutlich tiefer und nach vorn verlagert. Diese »exzentrische« Lagerung der Hüftköpfe bewirkt zweierlei: Erstens wird die Hüftpfanne nach oben verlagert, wenn sich die Beckenschaufel nach hinten dreht (was bei einer Blockierung fast immer der Fall ist), zweitens wird die Pfanne gleichzeitig leicht nach vorn verlagert. Die sichtbaren Auswirkungen der Beckenverwringung werden nach dieser Analyse deutlich sichtbar: Im Liegen und Stehen erscheint das Bein auf der blockierten Seite zu kurz, im Sitzen zu lang. Da ein Bein nicht gleichzeitig zu kurz und zu lang sein kann, liegt der funktionelle Charakter der Störung auf der Hand, eine Blockierung mit Beckenverwringung lässt sich sicher diagnostizieren.

Die exakte Diagnostik bleibt dem geübten Manualtherapeuten vorbehalten. Nur die orientierende Diagnostik gelingt mit einfachen Mitteln. Verwirrung stiften allerdings die Befunde bei untypischer Blockierungsrichtung, bei doppelseitiger ISG-Blockierung und bei Kombinationsblockaden verschiedener Gelenke. Und massive Muskelverkürzungen oder die Kombination von anatomischer »echter« Beinlängendifferenz mit funktionell bedingten Längenunterschieden erschweren ebenfalls die Diagnostik. Eine orientierende Beurteilung erlaubt dem nicht spezialisierten Arzt oder Therapeuten immerhin eine sinnvolle Weichenstellung für weitere qualifizierte Maßnahmen.

Die Behandlung der ISG-Blockaden ist schwierig, werden Grundregeln verletzt, gelingt sie in vielen Fällen gar nicht. Das Problem ist nicht die Beseitigung der aktuellen Blockade – das gelingt dem erfahrenen und geübten Therapeuten immer schonend schmerzlos und frei von Risiken. Die Herausforderung liegt in der Überwindung der ungeheuer großen Rückfallneigung.

Bewährt hat sich folgendes Vorgehen:

1. Die Blockade mit einer der zahlreichen manualtherapeutischen Techniken lösen;
2. Eigenübungen zur Selbstmobilisation der Gelenke intensiv schulen;
3. häufig begleitend erscheinende Muskeldysbalance abbauen;
4. Kraftdefizite des Rumpf-, Becken-, Hüft- und Beinbereichs beheben;
5. Störfeldern wie Störungen der Kiefergelenke durch Bissfehler beheben.

Eigenübungen sind hier unerlässlich. Drei bewährte Übungen zur Rückfallprophylaxe stelle ich Ihnen an dieser Stelle vor:

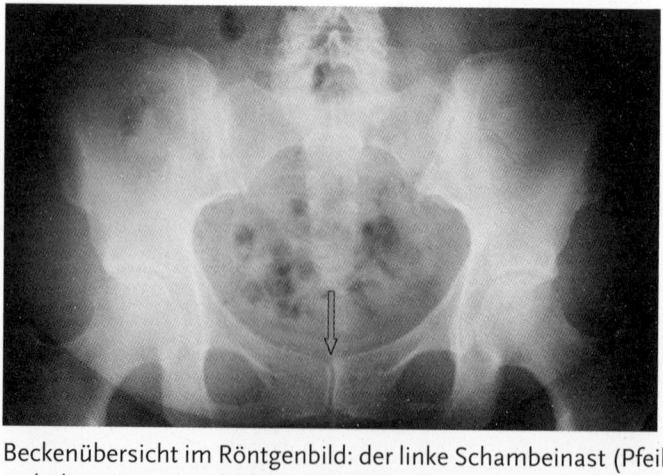

Beckenübersicht im Röntgenbild: der linke Schambeinast (Pfeil) steht bei einer ISG-Blockierung wegen der Drehung der linken Beckenschaufel etwas höher.

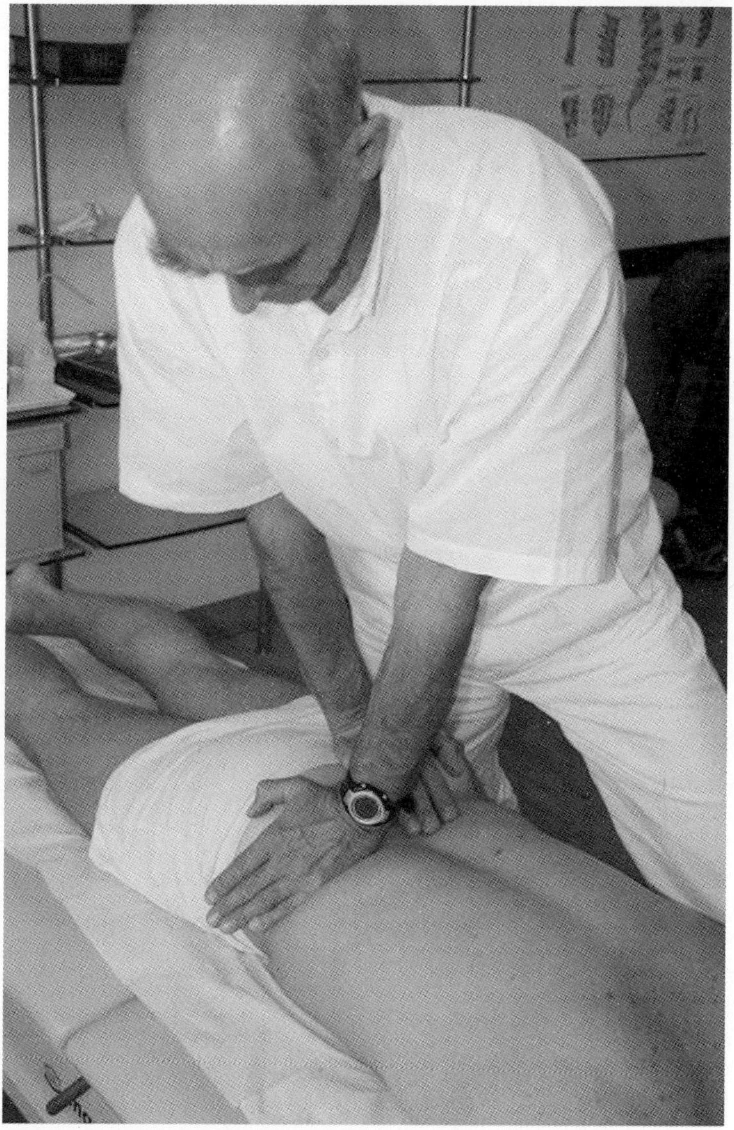

Chirotherapie bei ISG-Blockade

Selbstbehandlungstechnik der Kreuz-Darmbein-Gelenke nach Dr. Hack

Ausgangsposition und Durchführung: Sie liegen mit leicht gespreizten Beinen auf dem Rücken. Auf der blockierten Seite nehmen Sie mit dem Daumenballen von oben Kontakt mit dem Beckenkamm auf und schieben das Hüftbein mit milder Kraft in Richtung Fuß. Auf der Gegenseite umgreifen Sie den »Darmbeinstachel« von unten und halten mit gleicher Kraft dagegen. Durch diese Übung bauen Sie im knöchernen Becken eine Spannung auf.

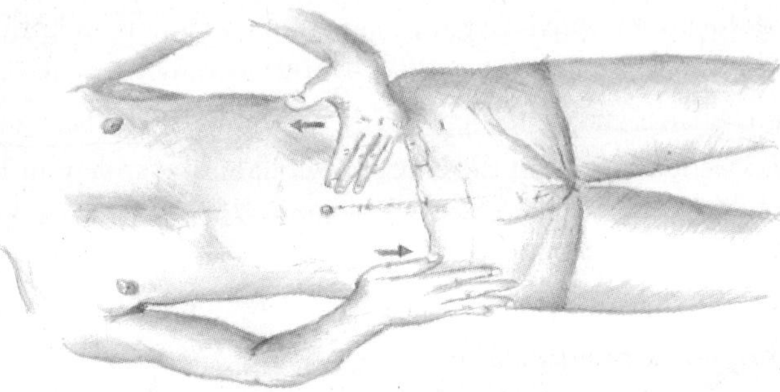

In diese Spannung hinein bewirkt eine lockere, wechselseitige Auf-und-Ab-Bewegung beider Knie (nur etwa 5 bis 10 Zentimeter anheben) die Mobilisierung beider Kreuzbeingelenke.

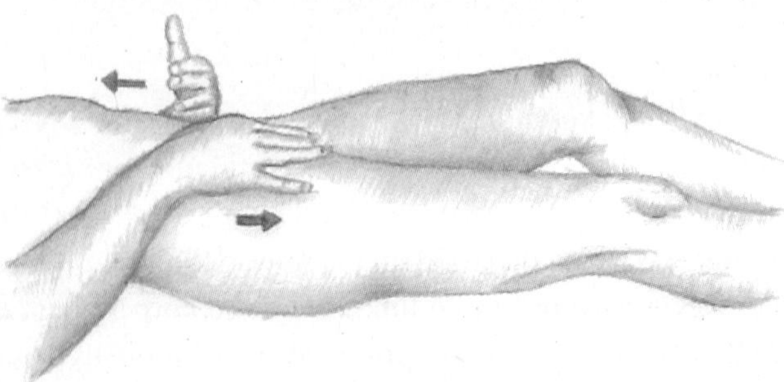

Sie beginnen auf der blockierten Seite (das zugehörige Bein ist verkürzt) mit einem milden Druck 20 Sekunden nach unten zu mobilisieren, dann 20 Sekunden in die Gegenrichtung und abschließend noch mal 20 Sekunden in die ursprüngliche Richtung. Halten Sie dabei jeweils auf der anderen Seite in der beschriebenen Weise dagegen. Der Zug nach oben geht zum Ohr derselben Seite. Der Schub nach unten geht zum Fuß der gleichen Seite. Diese Übung stellt nicht nur eine ideale Rückfallprophylaxe dar, sie kann, wenn sie richtig ausgeführt wird, auch ohne jedes Risiko therapeutisch eingesetzt werden.

Beckenmobilisation im Liegen

Diese Übung ist leichter zu erlernen als die oben vorgestellte. Sie ist für die Rückfallprophylaxe gut geeignet und ebenfalls risikofrei.

Ausgangsposition und Durchführung: In Position 1 liegen Sie mit geschlossenen Beinen auf dem Rücken. Ohne den Körper zu verdrehen, ziehen Sie zuerst die eine Hüfte, dann die andere in Richtung Achselhöhlen. Während Sie die eine Seite nach oben ziehen, strecken Sie die andere Seite, indem Sie das Bein »lang machen«. Machen Sie die Bewegung langsam und mit Nachdruck. Sie bezieht die Wirbelsäule mit ein.

Diese Mobilisierung wiederholen Sie in Position 2 mit handbreit geöffneten Beinen, in Position 3 mit hüftbreit geöffneten Beinen. In Position 1 schließen Sie die Übung ab, da bei geschlossenen Beinen das ISG am besten erreicht wird. Mindestens sechsmal mobilisieren Sie Kreuz und Lendenwirbelsäule in jeder Position.

Ententanz

Mit dieser Übung können Sie mit wenig Aufwand und ohne Vorbereitung Ihre Beckengelenke beweglich halten. *Ausgangsposition und Durchführung:* Sie stehen mit deutlicher Grätsche (Hüft- bis Schulterbreite) fest auf dem Boden. Dann wackeln Sie schwungvoll mit dem Gesäß nach recht und links. Der Oberkörper bleibt dabei ruhig. Die Knie weichen locker aus, weil sie sonst die dynamische Bewegung bremsen.

Weitere Eigenübungen mit Fotos und Beschreibungen finden Sie ab Seite 224.

Die bei chronischer Störung der *Iliosakral*-Gelenke charakteristische Muskeldysbalance setzt sich aus folgenden Komponenten zusammen:

- Schwäche der Gesäßmuskeln (Hüftstrecker und Beckenaufrichtung),
- kraftlose Bauchmuskulatur (Beckenaufrichtung),
- Verkürzungen der Lenden-Darmbein-Muskeln (Hüftbeuger),
- Verkürzung der birnenförmigen Muskeln (Außendreher der Hüftgelenke).

Der birnenförmige Muskel *(M. piriformis)* zieht beidseits von den großen Rollhügeln zum Kreuzbein. Bei Verkürzung setzt er das zugehörige *Iliosakral*-Gelenk unter Druck und erhöht das Risiko einer Blockierung. Bauchmuskeln und Hüftstrecker sind gemeinsam für die Aufrichtung des Beckens im Lauf der körperlichen Entwicklung verantwortlich. Bei mangelnder muskulärer Stabilisierung des Beckens ist die Wahrscheinlichkeit einer Blockierung also vermutlich ebenfalls erhöht. Die exakten Ursachen dieser Blockaden sind jedoch nicht bekannt.

Die Auswirkungen einer gestörten Funktion der Beckengelenke sind vielgestaltig. Nicht nur lokale Kreuzschmerzen und Schmerzen mit Ausstrahlungen in Hüften, Gesäß und Beine sind Folgen einer solchen Störung, die gesamte Statik ist durch den Beckenschiefstand beeinträchtigt. Deshalb kann eine *Iliosakral*-Gelenkblockade an Störungen vom ersten Halswirbel bis zur Großzehe beteiligt sein. Das *Iliosakral*-Gelenk kann vom Kindes- bis ins Greisenalter Ärger bereiten. Betrachtet man seine mechanische Funktion, insbesondere die hocheffektive Stoßdämpfung, erscheint eine Beteiligung an degenerativen Veränderungen der unteren Bandscheiben ebenfalls plausibel. Wissenschaftlich erforscht sind diese Zusammenhänge allerdings bisher nicht.

Kräftigungstherapie bei Kreuzbeinstörungen

Vor einigen Jahren stellte ich einem meiner Lehrer in der Manuellen Medizin eine Frage, die mich schon lange beschäftigt hatte: »Warum ist es mit der Kombination von Kräftigungstherapie und Chirotherapie so viel leichter, chronische Schmerzen am Bewegungsapparat und damit einhergehende Blockierungen zu überwinden?« Obwohl er mit Kräftigung wenig zu tun hatte, fand er eine überzeugende Antwort: »Muskulatur ist der größte Schmerzdonator und zugleich der mächtigste Schmerzprotektor!«, das heißt: Muskulatur bereitet Schmerz und sie schützt gleichzeitig davor, je nachdem, in welchem Zustand dieses von Mensch und Medizin vergessen Organ ist.

Krafttraining bei ISG-Blockierungen mit Rückfallneigung zielt immer auf die Kräftigung von Bauch- und Gesäßmuskulatur, auf die Dehnung der Hüftbeuger und wird, falls nötig, physiotherapeutisch begleitet durch eine Dehnung der Hüftbeuger und der birnenförmigen Muskeln. Auf Letztere hat die Kräftigungstherapie leider keinen Zugriff. Problematischer sind die von den Blockaden ausgehenden Nebenwirkungen.

> ISG-Blockaden sind mit Abstand die häufigste Ursache für Kreuz- und Hüftschmerzen in der Trainingstherapie. Werden sie erkannt und erfolgreich behandelt, steht dem Training meist nichts mehr im Wege. Werden sie übersehen, kann das Training an der Blockade scheitern. Das Problem liegt dabei nicht in der Maschine, es sitzt im Körper und muss exakt analysiert und danach beseitigt werden.

In der Praxis wird hier leider oft der falsche Weg eingeschlagen: Die Trainingsgewichte werden bis zur Unwirksamkeit reduziert, die wichtigsten Maschinen weggelassen oder das Training ganz abgebrochen und … das Problem bleibt. Die Zusammenhänge zwischen Gelenkfunktion und Trainingsverträglichkeit gehen so weit, dass manche Trainingsmaschinen wie »Diagnose-Apparate« eine

Funktionsstörung anzeigen. Für das Kreuz-Darmbein-Gelenk ist das die »Spreizung im Hüftgelenk«. Dabei werden im Sitzen die Beine gegen einen Widerstand abgespreizt und wieder geschlossen.

Blockaden der Lendenwirbelgelenke

Die Blockaden der Lendenwirbel-Gelenke kommen ebenfalls häufig vor und machen, mit zunehmender Tendenz, erhebliche Beschwerden – je weiter unten sie liegen. Sie werden nur vom geübten Manualtherapeuten sicher erkannt. Blockaden in der Lendenwirbelsäule können mit sanften Techniken sicher und risikofrei gelöst werden, und Kräftigungstherapie an hochwertigen Trainingsmaschinen erleichtert die Behandlung. Durch die mobilisierende Wirkung des dynamischen Trainings lösen sich Blockaden häufig spontan. Die einzige Ausnahme bildet hier das unterste Wirbelgelenkpaar zwischen dem 5. Lendenwirbel und dem Kreuzbein. Arthrose und Blockierung werden an dieser Stelle oft durch Entzündungen kompliziert, die manchmal eine Infiltrationsbehandlung erforderlich machen. Ist die Entzündung abgeklungen, kann die Blockade meist mit gutem Erfolg gelöst, danach die Trainingstherapie fortgesetzt werden. Ein gut ausgebildetes Muskelkorsett schützt nicht nur gesunde Gelenke vor Überlastung, auch oder gerade geschwächte Strukturen profitieren von einer guten muskulären Stütze.

Blockaden der Rippen- und der Brustwirbelgelenke

Ist es immer das Herz, wenn stechende oder ziehende Schmerzen im seitlichen Brustkorb oder nahe dem Brustbein auftreten? Zahllose Menschen mit Schmerzen in der Brust werden immer wieder von Herzspezialisten untersucht, das Ergebnis lautet: »Kein krankhafter Befund.« In solchen Fällen rühren die Schmerzen von der Wirbelsäule her. Werden diese Patienten zum Orthopäden geschickt, lässt der Arzt meist die Wirbelsäule röntgen. Doch nur sehr selten liefert das Röntgenbild eine Erklärung für die Schmerzen. In vielen Fällen handelte es sich bei unklaren Brustschmerzen nach

Ausschluss einer Herzkrankheit um blockierte und gereizte Rippengelenke.

Der Patient berichtet in solchen Fällen von Schmerzen, die typischerweise vermehrt in Ruhe auftreten, zum Beispiel bei langem Sitzen oder langem Liegen. Der Nachtschlaf kann gestört sein. Der Unterschied zur *Angina pectoris*, dem typischen Schmerz bei Verengung der Herzkranzgefäße, liegt darin, dass die Schmerzen (Druck, Engegefühl, Brennen) in letzterem Fall meist unter körperlicher Belastung auftreten.

Der Blockierungsschmerz kann nur lokal entlang der Wirbelsäule spürbar sein, vor allem zwischen den Schulterblättern. Häufig strahlt er aber aus: in die Schultern, in den Brustkorb bis nach vorn zum Brustbein, häufig auch in die Arme bis hinein in die Finger. Die Stärke der Beschwerden lässt keine Rückschlüsse auf die Ursache zu. Herzschmerzen können sehr »diskret«, also unauffällig, und Blockierungsschmerzen können äußerst massiv sein, und umgekehrt. Die gründlich erhobene Vorgeschichte und – beim geringsten Zweifel an der Ursache – die zwingende Vorfahrt für den Herzarzt schützen vor üblen Überraschungen wegen voreilig gestellter Diagnosen.

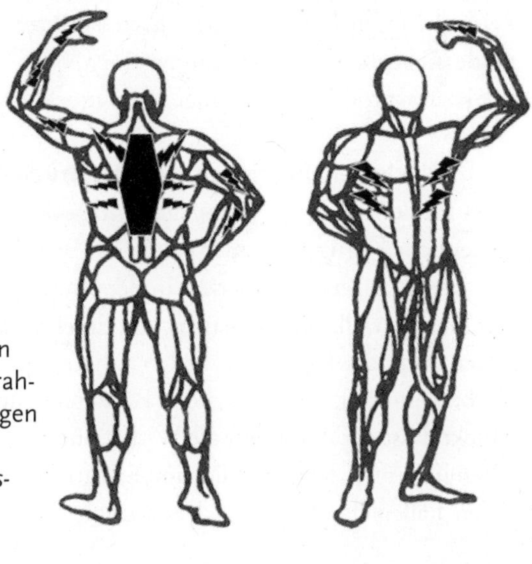

Schmerzlokalisation und Schmerzausstrahlung bei Blockierungen der Rippen-Wirbel-Gelenke (*Kostotransversal*-Gelenke).

Der Arzt findet bei einer differenzierten Untersuchung der Wirbelsäule und der Rippengelenke die Bewegungsstörung und beurteilt das Ausmaß von entzündlichen Reizerscheinungen in den Rippengelenken. Oft liegen die Ursachen in Form gestörter Haltung mit Rundrücken und verkürzter Brustmuskulatur ebenso auf der Hand wie der Blockierungs-Befund. Nicht nur eine Herzkrankheit ist auszuschließen, wenn Schmerzen in Brustkorb und linken Arm strahlen, auch andere orthopädische Ursachen für derartige Beschwerden müssen geprüft werden. Bei Schmerzen, die in den Arm hineinziehen, muss vor allem geprüft werden, ob Bandscheiben auf die Nervenwurzeln der Halswirbelsäule drücken oder ob es sich um aufgetriebene Wirbelgelenke handelt wie bei einer Arthrose. Der Nervenwurzel-Schmerz nimmt unter Belastung zu, strahlt fast immer nur in einen Arm und lässt sich häufig durch milden Zug auf die Halswirbelsäule sofort beseitigen. Ganz anders der Blockierungsschmerz: Er nimmt in Ruhe zu, je länger die Ruhe andauert, umso lästiger wird er, er lässt sich durch (intensive) Bewegung oft lindern und strahlt oft (und auch abwechselnd) in beide Arme.

Trotz der so unterschiedlichen Charakteristik von Herz- und Brustkorbschmerzen muss dringend vor diagnostischen Schnellschüssen gewarnt werden. Im Zweifel gilt: Vorfahrt für den Herzspezialisten!

Die Behandlung der Rippenblockaden folgt den bekannten Grundsätzen:

- Blockierungen lösen;
- Eigenübungen schulen, um einem Rückfall vorzubeugen;
- Muskeldysbalancen mit Dehnung verkürzter und Kräftigung abgeschwächter Muskeln korrigieren.

Werden Blockaden der Gelenke aufgelöst, schafft das nicht nur Linderung. Wichtiger noch ist die Klärung der Schmerzursache für Arzt und Patient. Für die Patienten ist es eine unerträgliche Last,

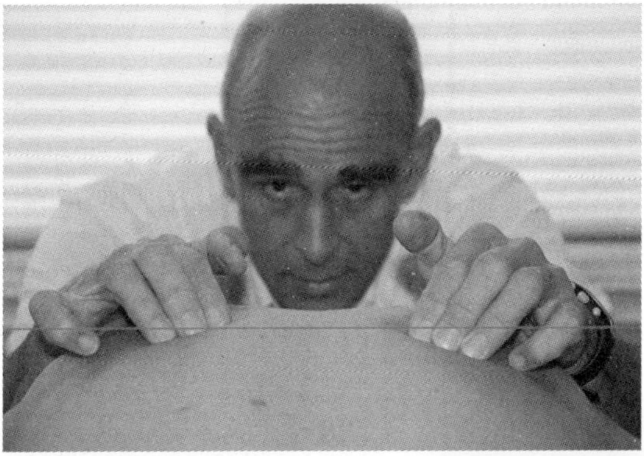

Diagnostik von Rippenblockaden. Bei vollständiger Ausatmung sinken blockierte Rippen nicht soweit in die Tiefe, wie frei bewegliche Rippen. Meist sind mehrere Rippen gleichzeitig blockiert.

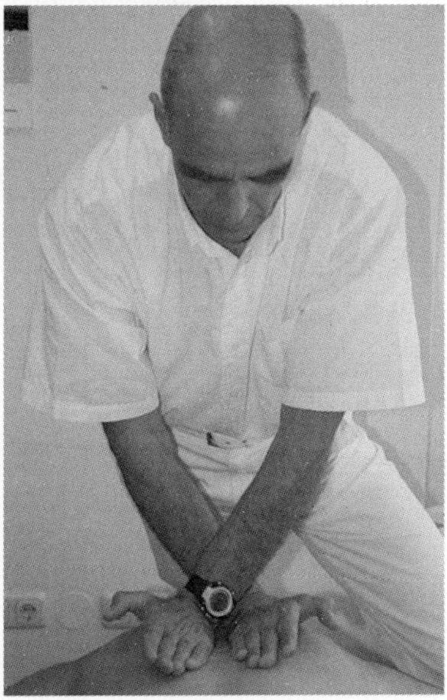

Chirotherapie blockierter Rippengelenke. In vielen Fällen gelingt die Mobilisierung mit diesem simplen Kreuzgriff.

Kontrollen nach Manipulation. Auf beiden Seiten sinken die Rippen bei der Ausatmung gleichmäßig in die Tiefe.

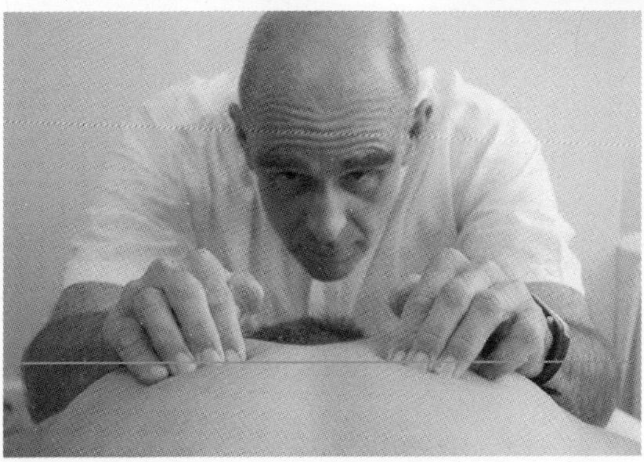

mit den Beschwerden ohne die sichere Gewissheit zu leben, wovon sie verursacht werden. Immer bleibt ein Zweifel, ob es nicht doch das Herz ist. Störungen der Rippenfunktion mit oder ohne Entzündung der Gelenke sind sehr häufig. Meist ist es sehr unkompliziert, die Blockade zu lösen. Ein Problem in der Behandlung stellen die häufigen Reizzustände der kleinen Gelenke dar und vor allem die hohe Rückfallneigung. Die entzündlichen Reizungen werden mit Schmerzmedikamenten oder durch lokale Infiltrationen zur Ruhe gebracht. Für die Rezidivprophylaxe (also die Rückfallvorbeugung) nach der Chirotherapie eignen sich spezifische Mobilisierungstechniken und Sportarten, die mit intensiver Bewegung von Schultergürtel und Brustkorb verbunden sind, also zum Beispiel Tischtennis, Squash, Aerobic und Tanzen.

Aus den mutmaßlichen Ursachen der Rippenblockaden lässt sich eine Erfolg versprechende Strategie zur Rückfallprophylaxe ableiten. Haltungsschwäche und Bewegungsmangel sind die wohl wichtigsten Ursachen. Nach erfolgreicher Behandlung der aktuellen Schmerzen geht es an die Beseitigung der Ursachen. Wir müssen Bewegung in den erstarrten Brustkorb bekommen. Das Haltungsdefizit wird durch die Kräftigungstherapie behoben. Durch das Dehnen der Brustmuskulatur und die Kräftigung sämtlicher Muskeln, die an der Aufrichtung von Schultergürtel und Rücken beteiligt sind, wird die Statik korrigiert. Bei der typischen Fehlhaltung mit nach vorn fallenden Schultern, gebeugtem Rücken und Überstreckung der Halswirbelsäule lastet auf den Rippenansätzen am Brustbein ein zu hoher Druck, während an den Wirbelgelenken die Zugbelastung hoch ist. Bringt man den Körper durch Training zurück in eine ausbalancierte Haltung, unterstützt das die normale Funktion der Rippengelenke.

Die in der Physiotherapie bekannte und bei konsequenter Anwendung erfolgreiche »Brügger-Therapie« verfolgt mit anderen Mitteln das gleiche Ziel: Durch bewusstes Aufrichten des Körpers in allen Lebens- und Arbeitssituationen wurde der Ausgleich zwischen beugenden und streckenden Kräften gesucht. Wird diese anspruchsvolle Therapie durchgehalten, gehen die oben beschriebenen Beschwerden zurück. Doch durch den Ausgleich muskulärer Dysbalance bei gleichzeitiger Kräftigung der aufrichtenden Muskulatur wird mindestens das Gleiche erreicht: die ausgewogene Balance der auf den Körper einwirkenden Muskelkräfte.

Blockierte Brustwirbel-Gelenke verursachen vorwiegend lokale Beschwerden. Sie werden hier nicht gesondert besprochen, weil sie mit oben ausgeführtem Konzept meist ohne zusätzlichen Aufwand erfolgreich beseitigt werden. Viele Techniken der Manualtherapie und gute Eigenübungen mobilisieren Rippen- und Brustwirbel-Gelenke gleich gut.

Blockaden der Halswirbelsäule und Muskeldysbalance

Mehr noch als bei Blockaden in anderen Bereichen ist an der Halswirbelsäule das Umfeld zu beachten. Bei überlasteten Menschen treten fast immer Verspannungen und Verkürzungen der Nackenmuskeln auf. Betroffen sind vor allem die oberen Teile der Trapezmuskeln und die Schulterblattheber. Letztere entspringen an den oberen Schulterblattwinkeln und setzen an den oberen vier Halswirbeln an. Dr. med. Tom Laser[22] schreibt über diesen Muskel in *Fibromyalgie*:

Wie stark psychische Befindlichkeit bestimmte Muskelgruppen beeinflusst, lässt sich an einem typischen Beispiel darstellen: Betrachten wir den M. levator scapulae, *der noch bis vor einigen hundert Jahren der wichtigste Lastenträger des Zweifüßlers war und mit dessen Hilfe schwere Bürden auf den Schultern transportiert wurden. Heute wird mithilfe des Schulterblatthebers nur noch in Ausnahmefällen eine körperliche Last auf den Schultern getragen, im Übrigen besitzt dieser Muskel nur noch im übertragenen Sinn die Funktion eines »Lastenträgers«. Man kann konstatieren, dass der Schulterblattheber in der heutigen Zeit die Aufgabe hat, das Tragen von Belastungen zu übernehmen, wobei der Muskeltonus messbar in direkter Abhängigkeit zum psychischen Druck steht.*

22 Tom Laser, *Fibromyalgie*, 3. Auflage, S. 39, Thieme Verlag

Der von Tom Laser eindrücklich beschriebene Wandel von lebensnotwendiger körperlicher Funktion hin zum Ausdruck psychischer Anspannung drückt sich deutlich im Untersuchungsbefund aus und hat weit reichende Folgen für die Funktion der Halswirbelsäule. Die oft drastisch verkürzten Schulterblattheber schränken die Beweglichkeit der Halswirbelsäule ein, bewirken Ansatz-Entzündungen am oberen Schulterblattwinkel und fördern das Entstehen von Blockaden der Halswirbelsäule. Passend zum Bild psychischer Überlastung setzen die verkürzten Muskeln die Halswirbelsäule wie in einem Schraubstock unter Druck. Diesen ursächlichen Zusammenhang von Blockaden und Muskeldysbalance zu erkennen ist für den Therapieerfolg äußerst wichtig: Werden immer nur die Blockaden manuell gelöst, scheitert die Behandlung. Rückfälle sind programmiert, wenn die ursächlichen Verkürzungen fortbestehen. Bei chronischen Blockaden muss zuerst einmal die Muskeldysbalance überwunden werden. Oft lösen sich dann nach Korrektur der Muskelbefunde die Blockaden wie von selbst – oder tatsächlich als Nebeneffekt der Kräftigungstherapie an guten Trainings- oder Therapiemaschinen.

Bei Halswirbelblockaden ohne Verkürzung der Nackenmuskulatur sind schwache Nackenstrecker und Überbeweglichkeit (Hypermobilität) häufige Ursachen von Blockaden. Oft werden überbewegliche jungen Frauen mit schwachem Muskelkorsett von schmerzhaften Blockaden geplagt. Die Kräftigungstherapie steigert hier nicht nur die stabilisierende Kraft, sondern löst meist gleichzeitig sämtliche Blockaden. Blockaden müssen nur dann manuell beseitigt werden, wenn das Training nicht vertragen wird. Betrachtet man Blockierungen als eine Art »Notbremse« des Körpers, wenn bei mangelnder Stabilität Schädigungen zu befürchten sind, so ist gut zu verstehen, warum ein kräftiges Muskelkorsett bei guter Muskelbalance Blockaden überflüssig macht. Die Mobilisierung in der Maschine trägt ihren Teil zur Heilung bei. Die Erfahrung zeigt, dass ein auf diese Weise überwundenes Blockierungsleiden in aller Regel nicht zurückkehrt.

Chondrose, Spondylose und Spondylarthrose

Chondrose (Höhenminderung der Bandscheibe), *Spondylose* (Knochenzacken an den Wirbelkörpern) und *Spondylarthrose* (Arthrose der Wirbelgelenke) sind die häufigsten Befunde, die bei Rückenschmerzen mit Röntgen, Computer- oder Kernspintomographie erhoben werden. In allen Lehrbüchern der Orthopädie wird davor gewarnt, diese optisch eindrucksvollen Befunde in der Diagnostik überzubewerten. In der orthopädischen Praxis passiert dennoch oft das Gegenteil. Trotz der gesicherten Erkenntnis über die eingeschränkte Bedeutung dieser degenerativen Veränderungen des Achsenskeletts werden sie häufig vom Befund zur Diagnose erhoben. Die Diagnose »*Lumbago* bei *Chondrose* und *Spondylose*« ist immer falsch. *Chondrose* und *Spondylose* verursachen keine Schmerzen. Sie sind lediglich die sichtbaren Begleiterscheinungen unvermeidlicher und individuell sehr unterschiedlich ausgeprägter Degeneration.

Dennoch sind diese Befunde keinesfalls bedeutungslos. Der Höhenminderung der Bandscheibe folgt die Überlastung der gestauchten Wirbelgelenke. Je nach Veranlagung kommt es zur *Arthrose* mit Verdickung der Gelenke. Schmerzhafte Entzündungen können die Folge sein. Nur selten sind die Wirbelgelenke so aufgetrieben, dass sie die Austrittslöcher der Nervenwurzeln

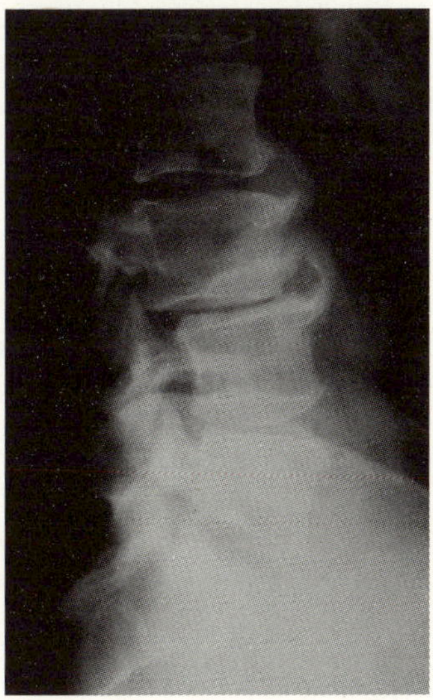

Schwere degenerative Veränderungen der Lendenwirbelsäule bei einem 61-jährigen Mann. Die ausgeprägte Degeneration lässt keine Rückschlüsse auf Beschwerden zu.

einengen *(Foramenstenosen)* und Irritationen der betroffenen Nerven verursachen. Arthrose-Gelenke neigen nicht nur zu Entzündungen, sondern auch zu Blockaden. Diese müssen durch die körperliche Untersuchung erfasst werden, um die Diagnostik zu vervollständigen. Morphologische und funktionelle Diagnostik gehören bei Rückenpatienten untrennbar zusammen.

Radikuläre Schmerzsyndrome

Radikuläre Schmerzsyndrome der Hals- und Lendenwirbelsäule entstehen durch Druck auf das Rückenmark oder auf die durch die Nervenaustrittslöcher ziehenden Nervenwurzeln. Ein frischer Bandscheibenvorfall ist die häufigste Ursache hierfür. Beim radikulären Schmerz drückt die vorgewölbte Bandscheibe auf die Nervenwurzel (*Radix*, Wurzel) des austretenden Nervs. Bereits die Höhenminderung der Bandscheibe engt das Nervenloch ein, doch Vorwölbung oder Vorfall der Bandscheibe in den Rückenmarkskanal, vor allem aber in das Nervenaustrittsloch, setzen das Rückenmark oder die Nervenwurzel unter Druck. Durch Arthrose verformte Wirbelgelenke und verdickte Bänder können ihren Teil zu der Platznot des Nervs beitragen.

Der Patient spürt Schmerzen im Versorgungsgebiet der irritierten Nerven. Sensibilitätsstörungen, Kraftminderung bis zur vollständigen Lähmung sind die Folgen.

Der Arzt findet eine schmerzhafte Bewegungseinschränkung der Wirbelsäule, verspannte Muskeln, häufig auch Blockierungen, die hier eher als Selbstschutzmaßnahme im Sinne einer Ruhigstellung des kranken Wirbelsäulen-Abschnitts zu betrachten sind. Wichtiger sind Befunde, die die Nervenkompression aufzeigen: Sichere Zeichen sind Kraftminderung bis zur Lähmung, Tast- oder Schmerzempfindungsstörungen und Ausfälle von Muskelreflexen. Sinnesempfindungen (Berührung, Schmerz und andere) werden z. B. aus der rechten Hand über fest verschaltete Nervenbahnen ins Rückenmark und weiter in das für die Hand zuständige Hirnareal geleitet. Umgekehrt gehen Befehle für den Faustschluss der rechten

Hand von immer den gleichen motorischen Nervenzellen im Gehirn über festgelegte Nervenleitungen an die ausführende Muskulatur. Diese feste Zuordnung von Leistungen des Nervensystems mit bestimmten Nervenbahnen ist für die Diagnostik nutzbar. Empfindet der Patient im rechten Daumen ein »Kribbeln«, ist zugleich der Bizepssehnenreflex ausgefallen und die Kraft des Armbeugers vermindert, lässt das den Schluss einer Schädigung der 6. Nervenwurzel zu. Die Kernspintomografie bestätigt dann nur noch den Befund. Auf die körperliche Untersuchung sollte man sich bei diesen »Verdachtdiagnosen« nicht beschränken: Es kann auch ein Tumor sein, der auf den Nerv drückt, oder eine andere schwerwiegende Krankheit.

Pseudoradikuläre Schmerzsyndrome

Pseudoradikuläre Schmerzsyndrome entstehen bei funktionellen Störungen vor allem der Kreuz-Darmbein-Gelenke und der Rippen-Wirbel-Gelenke. Die Schmerzausstrahlung bleibt nicht auf die Versorgungsgebiete der sensiblen Nerven begrenzt. Die Schmerzen werden meist als »ziehend« empfunden, Intensität und Bereich sind sehr unterschiedlich. Charakteristisch ist die Linderung durch Bewegung und die Schmerzzunahme bei langem Sitzen oder Liegen. Obwohl sich diese Art von Beschwerden deutlich von radikulären Beschwerden unterscheidet, werden beide in der Praxis oft gleichgesetzt. Ein folgenschwerer Fehler, da Risiken und Therapiestrategien (und damit die Erfolgsaussichten) bei radikulären und pseudoradikulären Schmerzsyndromen sehr verschieden sind.

Frischer Bandscheibenvorfall an der Halswirbelsäule

Hier helfen in der Akutphase wiederholte, behutsame manuelle Traktionen (Zugbehandlungen) der Halswirbelsäule. Dabei wird die Halswirbelsäule im Sitzen oder – besser noch – im Liegen durch sanften Zug am Kopf entlastet. Das sieht einfacher aus, als es ist. Zugrichtung und Intensität müssen bei dieser »dreidimensionalen« Traktion gut aufeinander abgestimmt sein. Dadurch wird der

Druck von den aus der Halswirbelsäule austretenden Nerven genommen, die Schmerzen klingen ab und kehren nach der Zugbehandlung oft nur mit geringerer Intensität zurück. Medikamente gegen Schmerz, Entzündung und Muskelverspannung sind in der Akutphase oft unentbehrlich. Mit einem »Cortisonstoß« lässt sich nicht selten eine rasche Linderung erzielen. Das erklärt sich durch die abschwellende Wirkung des Cortisons auf das entzündlich gereizte Gewebe. Die weit verbreitete Angst vor Cortison ist unbegründet: In der Kurzzeitbehandlung gibt es nur wenige Medikamente mit einem so hervorragenden Verhältnis von Wirkung und Nebenwirkungen wie Cortison. Die zu Recht gefürchteten Nebenwirkungen treten erst nach mehrwöchiger Therapie auf. Eine längerfristige Cortisonbehandlung ist bei Bandscheibenerkrankungen allerdings so gut wie nie sinnvoll oder erforderlich.

Mit der Medizinischen Kräftigungstherapie beginnt man sechs Wochen nach dem Vorfall. Ein kräftiges Muskelkorsett ersetzt wenigstens teilweise die verminderte Stabilität. Selbst bei schwersten degenerativen Veränderungen (sogenanntem Verschleiß) der Halswirbelsäule kann die Kräftigungstherapie helfen. Gerade in diesen Fällen liegt oft durch langen Krankheitsverlauf ein weit fortgeschrittener Kräfteverfall (Dekonditionierungssyndrom) vor. Diesen zu korrigieren ist ein großer Schritt in Richtung »Heilung«.

An der Halswirbelsäule müssen bei der Behandlung besonders muskuläre Dysbalancen beachtet werden. Verspannte und verkürzte Muskeln stauchen die Halswirbelsäule, und der auf den Gelenken, den Bandscheiben und den Nervenwurzeln lastende Druck führt zu immer weiterer Schädigung. Dehnen und Kräftigen bilden gerade am Hals eine untrennbare Einheit, das kann größtenteils von einer passenden Kräftigungstherapie übernommen werden. Manuelles Dehnen verkürzter Muskeln und sanftes Lösen blockierter Gelenke werden bei ausgeprägten Funktionsstörungen zusätzlich eingesetzt. Durch diese Maßnahmen wird die Verträglichkeit der Trainingstherapie gesteigert, eine normale Gelenk- und Muskelfunktion wiederhergestellt und der Gesamterfolg gesichert.

Frischer Bandscheibenvorfall an der Lendenwirbelsäule

Meist werden in diesem Fall die Nervenwurzeln L5 oder S1 komprimiert. Der Patient spürt Schmerzen im Kreuz, die in ganz charakteristischer Weise in ein Bein ausstrahlen. Die Bandbreite reicht von leichter Pelzigkeit, einem Schweregefühl, Kribbeln bis zu bohrenden oder brennenden Schmerzen. Lokale Kreuzschmerzen können ganz fehlen. Liegen sie vor, muss geprüft werden, ob diese nicht auf eine (harmlose) andere Ursache zurückzuführen sind. Dazu kommen Muskelschwächen bis hin zu Lähmungen. Diese können aber auch alleiniges Zeichen des Vorfalls sein. Stolpert ein Mensch plötzlich gehäuft über alltägliche Hindernisse, lohnt es sich, Kraft und Reflexe zu prüfen. Nicht selten stellt sich schließlich ein schmerzloser Bandscheibenvorfall mit Druck auf motorische Nervenfasern heraus. Werden die Nerven zusammengepresst, funktioniert das Zusammenspiel zwischen Nerv und Muskel nicht mehr richtig. Vorübergehende oder andauernde Schwäche ist die Folge.

Der Arzt findet Ausfall oder Abschwächung von Muskelreflexen, vermehrte (anfangs) oder verminderte Berührungs- und Schmerzempfindlichkeit; einen meist heftigen Dehnschmerz des Ischiasnervs, wenn das gestreckte Bein angehoben wird, und als besonders sicheres Merkmal die Schwächung oder den Ausfall bestimmter Muskeln. Bei der Untersuchung nutzt der Arzt die Erkenntnis, dass jedem Rückenmarksnerv ein bestimmter Hautbereich und bestimmte »Kennmuskeln« zugeordnet sind. So kann er schon vor der notwendigen und klärenden Kernspintomografie eine präzise »Verdachtsdiagnose« erheben. Auch wenn der typische Fall leicht zu erkennen ist, so kann ein weniger typischer Verlauf doch in die Irre führen. Ein isoliertes Kribbeln am seitlichen Unterschenkel, ein Ziehen im Bein, Hüft- oder Knieschmerzen, eine kaum merkliche Schwäche der Fußhebermuskeln – all das kann Ausdruck eines echten Bandscheibenvorfalls mit Druck auf die Nervenwurzel sein. Entsprechend leicht entgehen sie der ärztlichen Aufmerksamkeit.

Unzählige ebenso teuere wie sinnlose technische Untersuchungen könnten unterbleiben, wenn nur bei begründetem Verdacht auf ein Bandscheibenleiden oder auf eine unklare Wirbelsäulenerkrankung die Computer- und Kernspintomografie zum Einsatz kämen. Bei Verdacht auf Bandscheibenvorfall ist die Kernspintomografie der Computertomografie überlegen, ein zusätzlicher Vorteil ist die fehlende Strahlenbelastung. Doch: Bei Privatpatienten wird stets die Kernspintomografie verordnet, bei gesetzlich Versicherten nicht selten die Computertomografie!

Die Therapie des akuten Vorfalls an der Lendenwirbelsäule richtet sich nach dem Ausmaß der Schmerzen und nach Art und Umfang der Nervenausfälle. Zu Beginn sind alle Maßnahmen auf Entlastung der bedrängten Nervenwurzel ausgerichtet. Medikamente, Lagerung, behutsames Strecken der Wirbelsäule (Extensionen), Infiltrationen sollen der bedrängten Wurzel Platz schaffen. Gelingt das nicht, muss eine entlastende Operation in Erwägung gezogen werden. In guten Kliniken wird heute sehr genau abgewogen, ob eine Frühoperation notwendig ist, um den Nerv zu retten, oder ob konservativen Maßnahmen und dem Faktor »Zeit« eine Chance zu geben ist. Zeit ist beim frischen Bandscheibenvorfall ein wichtiger Faktor. Das lernte man vor allem in Ländern mit langen Wartezeiten auf eine Operation. Früher, als man viel schneller als heute eine Operation für angezeigt hielt, sagten viele Patienten die Operation wegen spontaner Besserung oder Heilung ab. Daraus haben wir viel gelernt.

Nach der akuten Phase ist die Medizinische Kräftigungstherapie das richtige Mittel. Sie richtet sich nicht nur gegen den Schmerz. Die Ziele sind eine normale Funktion mit guter Beweglichkeit und Belastbarkeit für Beruf und Freizeit. »Rückenschule«, so wie sie früher ausgerichtet war, hat im Verbund mit Schonung viel Schaden angerichtet. Nur in der akuten Phase und wenige Wochen nach einer Operation haben die Verhaltensregeln der Rückenschule ihren Sinn. Die Wirbelsäule ist kein Stock, sie ist ein »Seriengelenk«; benachbarte Wirbelkörper sind über Wirbelgelenke und Bandscheiben miteinander verbunden. Wird sie muskulär gut stabilisiert, hält sie eine Menge aus und *soll* bewegt und belastet werden. Jede nicht genutzte Körperfunktion bildet sich zurück. Schonung ist letztlich der Weg in die Invalidität. Dieser Entwicklung setzt sich die Kräftigungstherapie auch bei schwerer Krankheit entgegen. Im Schnitt sind die Rückenstreckmuskeln bei Patienten mit chronischen Rückenschmerzen um 50 Prozent schwächer als bei gleichaltrigen untrainierten Personen. Wie sollte das Leiden zu überwinden sein, wenn ein derartiges Defizit nicht ausgeglichen wird?

Chronische Bandscheiben-Leiden

Die Behandlung chronischer Bandscheibenleiden ist ein Stiefkind der Medizin. Soll erfolgreich behandelt werden, darf der Blick nicht an der Bandscheibe hängen bleiben. Sobald der Druck auf die Nervenwurzel nachlässt, schmerzt die Bandscheibe nicht mehr. Seltene Ausnahmen gibt es, wenn Gefäße und Nerven in die geschädigte Bandscheibe eingewandert sind oder wenn Operationsnarben drücken. Der Erfolg der Therapie chronischer Bandscheibenleiden steht auf drei Säulen:

- dem Lösen von Gelenkblockaden und der Korrektur von Muskeldysbalancen;
- der Beseitigung der Instabilität durch Aufbau eines kräftigen Muskelkorsetts und
- der körperlichen Aktivierung durch ADL[23] und Sport sowie der möglichst frühzeitigen Rückkehr ins Arbeitsleben.

23 ADL steht für *Activities of Daily Living*, körperliche Aktivitäten des täglichen Lebens.

Wer wegen eines Rückenleidens zwei Jahre oder länger krank geschrieben ist, hat statistisch nur eine Chance von 2 Prozent, wieder ins Arbeitsleben hineinzufinden.

Arthrosen der Wirbelgelenke

Wirbelgelenks-Arthrosen mit oder ohne Blockaden gibt es oft. Doch eine Arthrose allein schmerzt nicht, nur die entzündlich »aktivierte« Arthrose macht Probleme. Die Schmerzen quälen vor allem beim Heben und Tragen von Lasten sowie beim Bücken und wenn man sich wieder aufrichtet. Klärung und Linderung zugleich bringt die gezielte Infiltration der verdächtigen Wirbelgelenke mit einem Lokalanästhetikum. Sie gelingt am sichersten unter Röntgenkontrolle und schafft augenblicklich Sicherheit, ob das getestete Gelenk auch tatsächlich verantwortlich ist für die Beschwerden. Dabei kommt es weniger darauf an, direkt in das Gelenk zu infiltrieren, sondern mehr noch darauf, Gelenkkapsel und Bänder mit dem schmerz- und entzündungshemmenden Medikament zu erreichen. Die Beigabe von Cortison ist hier unbedenklich. In den meisten Fällen reichen wenige Injektionen, um die Entzündung zu beseitigen. Der Aufwand lohnt sich, weil er den Weg für eine gezielte Trainingstherapie frei macht, die oft spätere Injektionen und andere medizinische Maßnahmen entbehrlich macht. Die Kräftigungstherapie zielt über eine bessere Stabilisierung durch ein kräftiges »Muskelkorsett« der Wirbelsäule auf eine Entlastung der Gelenke ab.

Stenosen des Wirbelkanals (*Spinalkanalstenosen*) und Stenosen der Nervenaustrittslöcher (*Foramenstenosen*)

Die Verengung des Wirbelkanals, die in allen Bereichen der Wirbelsäule vorkommt, hat verschiedene Ursachen. Am häufigsten sind degenerativ bedingte Stenosen durch eine Kombination aus Bandscheibenvorwölbung oder Vorfall in Verbindung mit durch Arthrose verdickten Wirbelgelenken. Wie bei den anderen degenerativen Veränderungen dürfen auch die Stenosen nicht überbewertet werden. Häufig sind sie »stumm«, das heißt, sie verursachen keinerlei Beschwerden! Typisch für die symptomatische *Spinalkanalstenose* der Lendenwirbelsäule ist eine Schmerzausstrahlung in beide seitliche Oberschenkel. Eine Schmerzverstärkung bei Überstreckung der Lendenwirbelsäule *(Lordose)* weist auf die Enge der Nervenaustrittslöcher hin, da diese bei *Lordose* verengt werden. Die Krümmung des unteren Rückens (etwa beim Fahrradfahren) lässt den Schmerz wieder abklingen. Die Behandlung orientiert sich an diesen Beobachtungen: Bauch und Rückenmuskeln werden gekräftigt und »Provokationshaltungen« (z. B. Bauchlage, langes Stehen, abwärts Gehen, Sportarten mit häufiger Überstreckung der Lendenwirbelsäule) mit Hohlkreuz vermieden. Selbst wenn im Einzelfall eine Operation nicht zu umgehen ist, ist Kräftigung sinnvoll. Nach der Operation geht das Leben weiter. Auch eine operierte Wirbelsäule braucht ein kräftiges Muskelkorsett.

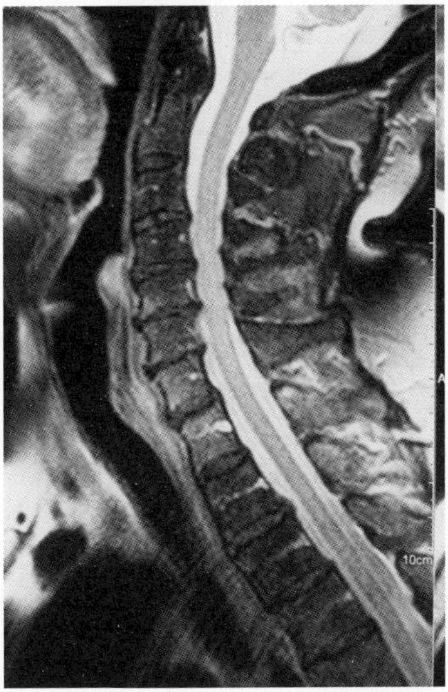

Wirbelkanalverengung (Spinalkanalstenose) der Halswirbelsäule. Von dieser eindrucksvollen Verengung des Wirbelkanals gehen bei der über 72-jährigen Patientin keine Beschwerden aus.

Wirbelgleiten (*Spondylolisthese*)

Das Wirbelgleiten mit und ohne *Spondylolyse* (Spaltbildung im Wirbelbogen) wird in seiner Bedeutung wegen des eindrucksvollen Röntgenbefunds häufig überschätzt. Die meisten Patienten sind beschwerdefrei. Wenn Schmerzen vorliegen, rühren diese oft von harmlosen Begleiterkrankungen her.

Zunehmendes oder ausgeprägtes Wirbelgleiten ist andererseits eine besondere Herausforderung für Therapeut und Arzt. Der Versuch, den Gleitvorgang mit Kräftigungstherapie zu stoppen, ist gerechtfertigt. Falls eine Operation nötig ist, stellt die Kräftigungstherapie eine optimale Vorbereitung auf die Operation dar; auch nach der Operation sollte zum Schutz der intakten Bandscheiben das muskuläre Korsett aufgebaut und langfristig erhalten werden. Nach operativer Stabilisierung *(Fusionsoperation, Spondylodese)* der instabilen Segmente werden die »Übergangs-Bandscheiben« zu den beweglichen Wirbeln vermehrt beansprucht und können rasch degenerieren. Der Schutz dieser gefährdeten Bandscheiben kann, wenn überhaupt, nur durch gute Muskeln gelingen.

Schleudertrauma

Bei Schleudertrauma der Hals- und Brustwirbelsäule ist bei chronischem Verlauf Kräftigungstherapie angesagt, aber heikel. Bestehen drei Monate nach dem Ereignis Schmerzen mit oder ohne Bewegungseinschränkungen fort, dann ist ein Therapieversuch sinnvoll. Die Trainingstherapie beginnt mit sehr geringer Intensität und wird nur ganz langsam intensiviert. Injektionen mit Lokalbetäubungsmittel und Kortison an die Muskelansätze am Hinterhaupt, verbessern die Verträglichkeit bei komplizierten Verläufen. Blockaden dürfen nach einem Schleudertrauma nur mit sanften Techniken gelöst werden. Jede zusätzliche Traumatisierung ist zu vermeiden. Die Erfolgsaussichten einer richtig gesteuerten Kräftigungstherapie sind gut. Die durch Schonung drohende Dekonditionierung (Kraft- und Funktionsverlust mit zunehmend geringerer Belastbarkeit) wird abgewendet.

Instabilität nach Verletzung der Wirbelsäule

Hier wird in der Regel operiert. Im Einzelfall kann Kräftigungstherapie die Stabilität im Bewegungssegment mit gutem funktionellem Ergebnis verbessern. Bei häufigen Mikroverletzungen durch Fehlbelastung im Sport (Speerwerfen, Kunstturnen) sollte dagegen die Kräftigungstherapie wegen der sehr guten Erfolgsaussichten den operativen Maßnahmen vorgezogen werden.

Skoliose

Skoliose ist definiert als »Seitabweichung der Wirbelsäule, verbunden mit einer Drehung der Wirbelkörper«. Die sehr häufigen geringen Seitverbiegungen werden als »skoliotische Fehlhaltung« bezeichnet. Sie sind Varianten der Norm und haben mit Krankheit nichts zu tun, außer dass die Neigung zu Blockaden der Brustwirbel- und Rippengelenken vermutlich erhöht ist. *Skoliosen*, die während des Wachstums beginnen, müssen so früh wie möglich erkannt und konsequent von einem Team spezialisierter Ärzte und Therapeuten behandelt werden. Die Prognose ist schlechter, je früher sich die *Skoliose* manifestiert. Die vor der Pubertät beginnenden *Skoliosen* sind besonders bedrohlich. Die *Infantile Skoliose* beginnt im Kleinkindesalter und schreitet rasch voran, die *Juvenile Skoliose* beginnt vor der Pubertät und verläuft langsamer. Die *Adoleszenten-Skoliose* beginnt während der Pubertät, zeigt einen milderen Verlauf und ist eine Indikation für Kräftigungstherapie. Vor Abschluss des Wachstums muss die Kräftigungstherapie in enger Zusammenarbeit mit dem behandelnden und in Skoliosetherapie erfahrenen Orthopäden erfolgen. Neben der muskulären Stabilisierung der Wirbelsäule sind weitere Trainingsziele der Ausgleich muskulärer Dysbalancen im Nacken-Schultergürtel-Bereich und die Mobilisierung von Wirbelsäulen- und Rippen-Wirbel-Gelenken, die bei *Skoliose* besonders zu Blockierungen und später zur Versteifung neigen. Häufig müssen bei *Skoliose* schmerzhafte Blockaden manuell beseitigt werden. An Trainingsmaschinen, die eine Streckung der Wirbelsäule bewirken, wird die Dekompression, also die »Entstauchung« der Wirbelsäule unterstützt. Ob und in welchem Umfang der Krümmungswinkel bei *Skoliose* durch Medizinische Kräftigungstherapie zu beeinflussen ist, ist nicht bekannt.

Auch beim Erwachsenen kann die Skoliose instabil werden: Im Lendenbereich kann es zu einem »Drehgleiten« mit seitlichem Abrutschen eines Wirbelkörpers kommen. Ein starkes Muskelkorsett bietet relativen Schutz. Augenfällig ist bei *Skoliose*-Patienten die positive Auswirkung der Kräftigungstherapie auf das Selbstwertgefühl, *Skoliose*-Patienten profitieren also auch subjektiv von einem starken Rücken.

Scheuermann-Krankheit (*Adoleszentenkyphose*)

Die Scheuermann-Krankheit ist eine Wachstumsstörung der mittleren Brustwirbelsäule bis zur oberen Lendenwirbelsäule. Männer sind davon doppelt so häufig betroffen wie Frauen. Die Krankheit beginnt im Schulalter und erreicht in der Pubertät ihre volle Ausprägung. Vermindertes Wachstum der vorderen, noch knorpeligen Randleisten führt über die keilförmige Verformung der betroffenen Wirbelkörper zum Rundrücken *(Kyphose)*. Nach Abschluss des Wachstums ist der erkrankte Abschnitt versteift. Die Kräftigungstherapie zielt auf begleitende Funktionsstörungen (muskuläre Dysbalancen, Rippenfunktionsstörungen) und auf die Stabilisierung der angrenzenden Wirbelsäulen-Abschnitte ab. Die Kräftigung der Muskulatur für die Aufrichtung von Rumpf und Schultergürtel beugt dem Haltungsverfall im Alter vor. Um den aufrechten Gang zu sichern, wird der Scheuermann-Buckel durch vermehrte Überstreckung von Hals- und Lendenwirbelsäule kompensiert. Bandscheiben und Gelenke der Hals- und Lendenwirbelsäule sind also eher von Überlastung bedroht als der vormals erkrankte, später fixierte Abschnitt. Wird die Nacken- und Schultergürtelmuskulatur aufgebaut, verbessert sich das Erscheinungsbild und leistet über ein besseres Selbstwertgefühl einen wichtigen Beitrag zur Behandlung.

ENTZÜNDLICHE ERKRANKUNGEN DER GELENKE UND DER WIRBELSÄULE

Zu den primär entzündlichen rheumatischen Krankheiten gehören die *Rheumatoide Arthritis*, die Bechterew-Krankheit *(Spondylitis ankylosans)* sowie zahlreiche weitere Formen mit Beteiligung der Wirbelsäule und der peripheren Gelenke. Entzündungen von Gelenkschleimhaut, Sehnenscheiden und Schleimbeuteln ziehen Deformierungen (Verformungen) und Einschränkungen der Bewegung nach sich, das kann bis zur Zerstörung von Gelenken und Wirbelsäulen-Abschnitten mit Gefährdung der Stabilität gehen. Die medikamentöse und gegebenenfalls operative Behandlung sollten erfahrene Spezialisten durchführen.

Krafttraining zielt bei solchen Erkrankungen darauf, eine normale Gelenkfunktion zu erhalten oder wiederzuerlangen. Die verbesserte muskuläre Stabilität entlastet die erkrankten Strukturen des Gelenks. Bei rheumatischen Erkrankungen kommt es noch weitaus mehr als bei anderen Krankheiten auf die Qualität guter Trainingsmaschinen an, denn die Übereinstimmung der Gelenkachse mit der Achse des Bewegungsarms reduziert die Gelenkbelastung, die größtmögliche Bewegungsamplitude in Beugung und Streckung erhöht die Beweglichkeit, die feine Abstufung der Trainingsgewichte und das minimale Einstiegsgewicht schützen vor Überlastung. Bei entzündlichem Rheuma ist die enge Kooperation mit dem gut informierten Patienten und dem behandelnden Rheumatologen Voraussetzung für das Gelingen der Therapie. Wissenschaftliche Studien belegen, dass auch bei rheumatischen Krankheiten ein intensives Trainingsprogramm, das aus Kraft- und Ausdauertraining besteht, sinnvoll ist; durch die Trainingsbelastung sind keine zusätzlichen Gelenkschäden zu befürchten. Im Gegenteil: Die Forscher berichten über geringere Schäden an den Gelenken trainierter Patienten.

Rheumatoide Arthritis *(Chronische Polyarthritis)*

Die *Rheumatoide Arthritis* ist die häufigste Form der systemischen *Polyarthritis.* Sie führt zu entzündlichen Veränderungen fast sämtlicher kleiner Gelenke der Hände, der Ellenbogen-, Schulter-, Hüft-, Knie- und Sprunggelenke sowie der Kiefer- und Wirbelsäulen-Gelenke. Der Befall ist meist symmetrisch. In Folge chronischer Entzündung kommt es zur Zerstörung von Gelenkstrukturen mit Deformierung. In 5 bis 10 Prozent der Fälle wird durch eine aggressive Entzündung der Bandapparat der Kopfgelenke gelockert. Zudem gefährden gelockerte Wirbelgelenke die Stabilität. Handdeformationen beeinträchtigen Alltagsverrichtungen ebenso wie das Training. Häufige Begleiterkrankungen sind ein ausgeprägter Kräfteverfall, ein gestörter Zuckerstoffwechsel sowie eine *Osteoporose.* Letztere ist bedingt durch krankheitsbedingte Schonung und durch den oft nötigen Einsatz von Cortison, denn bei langfristiger Therapie erweist sich Cortison als Knochenräuber. Der Vermeidung von *Osteoporose* muss bei *Polyarthritis* gleiche Aufmerksamkeit geschenkt werden wie dem Rheumaleiden selbst.

Bei *Frühformen* kann man damit rechnen, dass die Kräftigungstherapie gut vertragen wird, zumal die hier häufig eingesetzten entzündungshemmenden Schmerzmittel nicht nur Beschwerden lindern, sondern auch die Verträglichkeit des Trainings erhöhen. Nach Einstieg mit sehr geringen Trainingsgewichten im schmerzfreien Bewegungsumfang wird betont langsam gesteigert. Nur so kann auf die entzündliche Reizung der Gelenke durch Überlastung rechtzeitig reagiert werden.

In *fortgeschrittenen Fällen* ist ein sehr sensibles Vorgehen nötig. Gelenke mit akuter Entzündung oder chronischen Ergüssen müssen bis zum Abklingen der Entzündungszeichen ausgespart bleiben. Bei starker Müdigkeit oder Muskelschwäche nach dem Training muss die Therapie unterbrochen werden. Das Tragen stabilisierender Bandagen kann die Verträglichkeit positiv beeinflussen. Zusätzlich sollte bei *Polyarthritis* ein Ausdauertrainingsprogramm absolviert werden. Krafttraining schafft dafür gute Voraussetzungen.

Bechterew-Krankheit (*Spondylitis ankylosans*)

Die Bechterew-Krankheit ist von allen rheumatischen Erkrankungen einer aktivierenden physikalischen Therapie am besten zugänglich. Entzündliche Schübe lassen sich medikamentös gut beeinflussen. Der Langzeitverlauf ist oft mild. Als therapeutische Ziele sind gleichwertig die Aufrichtung des Rumpfes und die Mobilisierung der Wirbelsäule sowie der Hüft- und Kniegelenke anzusehen. Wenn schon die Wirbelsäule unweigerlich versteift, sollen wenigstens die benachbarten Gelenke gut beweglich bleiben. Das Grundprinzip der physikalischen Therapie bei Bechterew lautet: So lange wie möglich mobilisieren; wenn eine Versteifung nicht abzuwenden ist, sollte diese in einer funktionell günstigen Position eintreten, also in einer aufrechten Haltung. Langfristiges Krafttraining in hoher Intensität zwei- bis dreimal pro Woche lässt auch einen Schutz vor *Osteoporose* erwarten – die bei Bechterew gehäuft auftritt.

Andere rheumatische Erkrankungen

Bei allen anderen rheumatischen Erkrankungen gelten die gleichen Grundsätze. Wird Kräftigungstraining im entzündungsfreien Intervall, im schmerzfreien Bewegungsumfang und in der Intensität strikt nach Verträglichkeit gesteuert, ist mit einer positiven Auswirkung auf den Langzeitverlauf der Erkrankung zu rechnen.

Die Erfolge der Kräftigungstherapie bei rheumatischen Erkrankungen sind wissenschaftlich gut belegt. Gebessert werden Muskelkraft, Schmerzen, Gelenkstabilität, Gleichgewicht und Gangsicherheit. Alltagsverrichtungen gelingen leichter. Hinzu kommen positive Auswirkungen auf Knochen-, Fett- und Zuckerstoffwechsel. Nicht zu unterschätzen sind die günstigen Einflüsse auf das psychische Befinden der von Invalidität bedrohten Patienten. Kräftigungstherapie trägt erheblich dazu bei, die Selbstständigkeit im Alter zu erhalten.

Bei *Arthrosen* großer Gelenke wirkt das Krafttraining durch den Aufbau stabilisierender Muskulatur entlastend; eine bessere Balance beugender und streckender Kräfte vergrößert die Beweglichkeit und reduziert den Zug an den Sehnenansätzen; Sehnenansatzreizungen klingen ab. Die Ernährung des gesunden und des geschädigten Knorpels braucht Bewegung *und* Belastung. Die spitzenfreie und achsengerechte Einwirkung von Krafttraining an guten Trainingsmaschinen ist dafür gut geeignet. Bei geschädigten Gelenken kommt es besonders auf die Übereinstimmung von Gelenkachse und Maschinenachse, auf den variablen Widerstand und auf gute Dosierbarkeit der Trainingsgewichte (Doppelgewichtsblock) an.

Schulterkrankheiten

Die kranke Schulter fordert Ärzte und Therapeuten mehr als andere große Gelenke. Arthrosen gibt es hier nur selten, weil das Gelenk nicht statisch belastet wird. Das Schultergelenk steht nur über ein kleines Gelenk in Verbindung mit dem Skelett. Das wenige Quadratzentimeter messende Gelenk zwischen Schulterhöhe und Schlüsselbein (*Akromioclavikular*-Gelenk) vermittelt den Kontakt zum Brustbein und damit zum Skelett des Brustkorbs. Das Schulterblatt »schwimmt«, geführt durch Muskulatur, auf dem Brustkorb; dieser losen Verankerung und der flachen Gelenkpfanne verdankt es seine große Beweglichkeit. Die Gelenkkapsel ist weit und dünn und kaum durch Bänder verstärkt. Wie kein anders Gelenk (abgesehen von der Wirbelsäule) ist die Schulter deshalb auf gut funktionierende Muskulatur angewiesen.

Wie beim Rücken, so ist auch bei der Schulter das gute Zusammenwirken ärztlicher Maßnahmen mit einer gezielt ansetzenden Kräftigungstherapie wichtig. Richtig angewandtes Krafttraining kann die ganze Bandbreite seiner Wirkung zeigen. Es schafft:

- stabilisierenden Halt für das Gelenk;
- Zentrierung des Oberarmkopfs in der Gelenkpfanne;
- Sicherung des Raums zwischen Schulterdach und Oberarmkopf (*subakromialer* Raum);
- Stärkung der Muskel-Sehnen-Ansätze;
- Ausgleich von Muskeldysbalancen;
- höhere Belastbarkeit bei beruflicher oder sportlicher Beanspruchung und
- mechanischen Schutz gegen äußere Krafteinwirkung.

Die trainingsmedizinische Behandlung von Schulterkrankheiten unterscheidet sich stark. Deshalb werden die häufigsten Krankheiten der Schultergelenke und ihre Therapie im Folgenden einzeln vorgestellt:

Muskelansatzentzündungen

Sie entstehen durch Überlastung am Übergang von Sehne und Knochen. Die Belastbarkeit ist für tatsächliche Beanspruchung zu gering. Betroffen sind vor allem die Ansätze der Innen- und Außendreher (Unterschulterblatt- und Untergräten-Muskel) und der abspreizenden Muskeln (Obergräten- und Deltamuskel). Solange nur die Ansätze gereizt sind, ist die Therapie einfach: Durch lokale Maßnahmen (Physiotherapie oder Infiltrationen) wird die Entzündung zum Abklingen gebracht. Die mild einsetzende Kräftigung stärkt nicht nur die Muskeln; langsam, aber mit gleicher Zuverlässigkeit, werden Sehnen und Sehnenansätze gestärkt und im Alltag belastbarer. Krafttraining macht aus Schwachpunkten am Bewegungsapparat »Starkstellen«. Um solche Ziele zu erreichen, braucht man gute Maschinen, einen behutsamen Einstieg, um das alte Leiden nicht zu reaktivieren, und schließlich auch einen konsequenten Aufbau mit Steigerung der Trainingsgewichte. Das Training kranker Strukturen ist eine Gratwanderung. Zu viel kann schaden, zu wenig lässt keinen Nutzen erwarten.

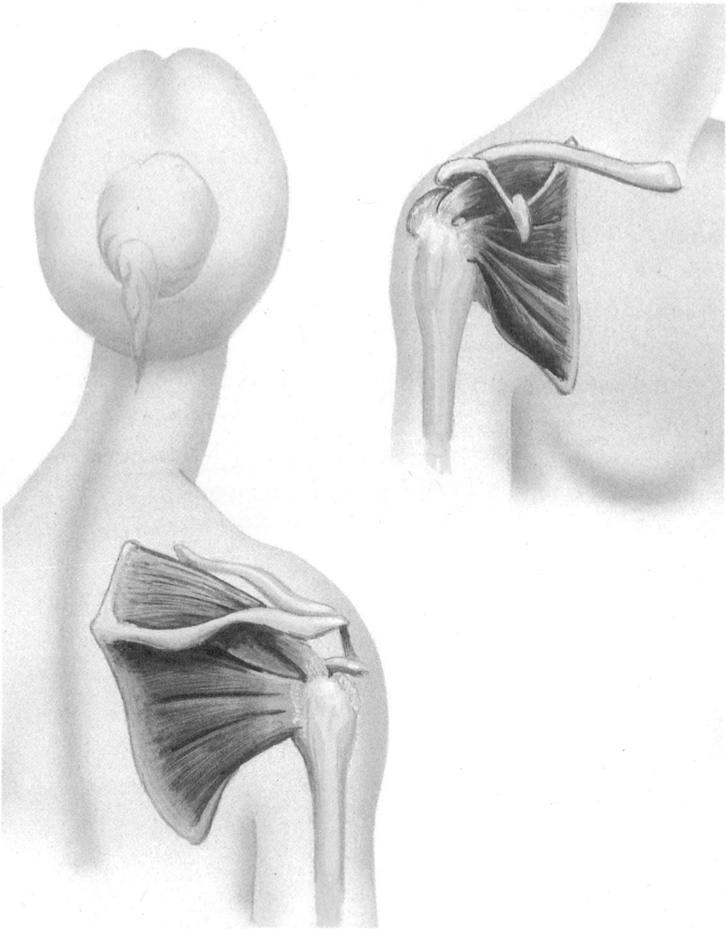

Die Muskeln der Rotatorenmanschette des Schultergelenks. Dargestellt sind von hinten nach vorne der Untergrätenmuskel (M. infraspinatus), der Obergrätenmuskel (M. supraspinatus) und der Unterschulterblattmuskel (M. subskapularis). Diese Muskeln sichern unter Bewegung und Belastung die korrekte Stellung des Oberarmkopfs zur flachen Gelenkpfanne.

Krankheiten der Rotatorenmanschette

Bei dieser Erkrankung sind Teile der den Oberarmkopf umhüllenden Muskeln degeneriert. Einzelne Sehnen können einreißen oder ganz abreißen. Neben den Innen- und Außendrehern spielt der Obergrätenmuskel eine bedeutende Rolle: Er zieht von der oberen Mulde des Schulterblatts unter dem Schulterdach zum Oberarmkopf und hilft beim Abspreizen des Arms. Viel wichtiger ist aber eine andere Aufgabe: Er sichert den Oberarmkopf in der Gelenkpfanne. Anders ausgedrückt, verhindert der Obergrätenmuskel das Hochsteigen des Oberarmkopfes, wenn sich der Deltamuskel anspannt. Ohne diese Sicherung (etwa nach Abriss der degenerierten Sehne) presst der Deltamuskel den Oberarmkopf unter das Schulterdach und komprimiert die ohnehin kranken Strukturen. Entzündung, Schmerz und Bewegungseinschränkung sind häufige Folgen.

Bei *frischen Rissen der Rotatoren* kann eine Operation sehr gute Erfolge bringen.

Bei *chronischer Degeneration* wählt man Schmerztherapie, Physiotherapie und gezielte Kräftigungstherapie. Die Kräftigungstherapie

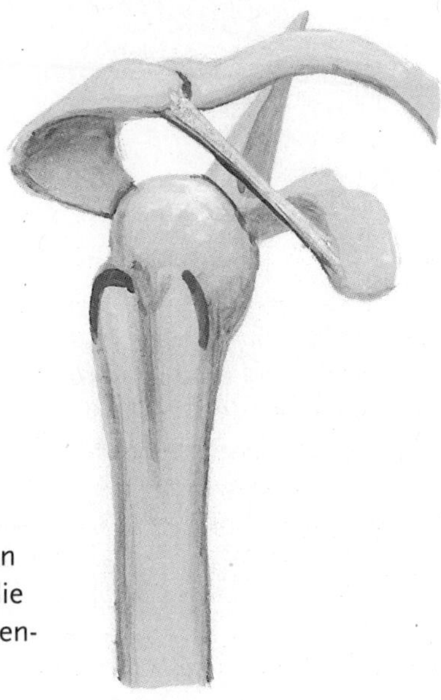

Schulterskelett, seitliche Ansicht. Zwischen Schulterdach und dem Oberarmknochen ist bei normalen Verhältnissen reichlich Platz für die Muskeln und Sehnen der Rotatorenmanschette.

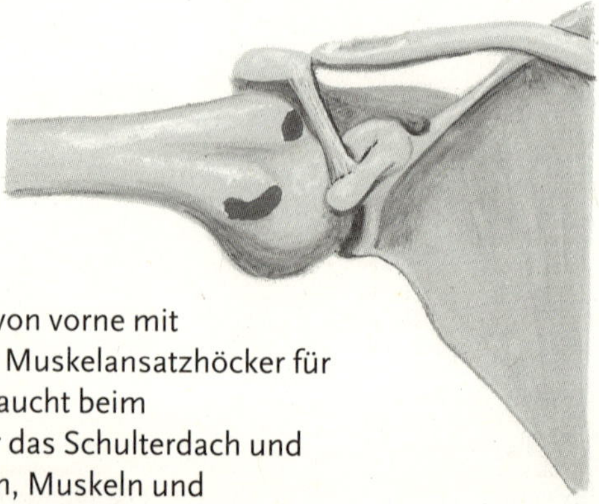

Schulterskelett, Ansicht von vorne mit abgespreiztem Arm. Der Muskelansatzhöcker für den Obergrätenmuskel taucht beim abgespreizten Arm unter das Schulterdach und verengt den Raum. Sehen, Muskeln und Schleimbeutel geraten unter Druck.

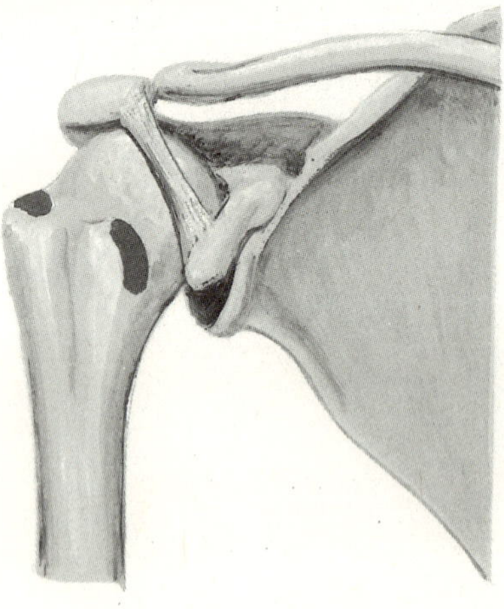

Schulterskelett, Ansicht von vorne bei krankhaftem Hochstand des Oberarmkopfs. Bei chronischen Schulterkrankheiten mit Degeneration der Rotatorenmanschette und Verkürzungen der äußeren Schultermuskulatur wird der Oberarmkopf unter das Schulterdach gestaucht. Durchblutungsstörungen, schmerzhafte Entzündungen und Bewegungseinschränkungen sind die Folgen.

verlangt nach Fingerspitzengefühl, um zu guten Ergebnissen zu kommen. Die Kräftigung des Deltamuskels, der das Gelenk wie ein Schutzpanzer umgibt, ist wünschenswert. Nur bei problemloser Verträglichkeit dürfen Deltamuskel und Obergrätenmuskel trainiert werden. Für Innen- und Außendreher gilt das gleiche: Kräftigung ist sinnvoll, erlaubt ist sie nur bei guter Verträglichkeit und wenn es möglich ist, die Ausgangspositionen in den Trainingsmaschinen schmerzfrei einzunehmen.

Schulterenge (*Impingementsyndrom*)

Fließend sind die Übergänge vom »Rotatorenmanschetten-Syndrom« zur Schulterenge *(Impingementsyndrom).* Beim seitlichen Abspreizen des Armes und bei Über-Kopf-Bewegungen tauchen die Knochenhöcker für die Muskelansätze hier am Oberarmkopf unter das Schulterdach. So geraten die vorgeschädigten Muskel-Sehnenplatten unter Druck. Entzündung und Schmerz sind Folgen der degenerativen Schädigung. Eine oft damit einhergehende Schleimbeutelentzündung verschlimmert die Enge; Formabweichungen der Knochen des Schulterdachs begünstigen sie. Im Alltag werden bei häufiger Arbeit über Kopf, bei manchen Sportarten (Aufschlag beim Tennis) und bei der ungünstigen Überkopflagerung des Armes im Schlaf Beschwerden provoziert.

Die Trainingstherapie beim Impingement baut auf den Trainingsregeln bei Störungen der Rotatorenmanschette auf: Der Erfolg steht und fällt damit, ob es gelingt, die Muskeldysbalance zu korrigieren. Der Oberarmkopf steht beim Impingement zu hoch und setzt die Weichteile unter Druck, dadurch schreitet die Degeneration immer weiter voran. Es gibt nur einen Muskel, mit dem die Balance der Kräfte wiederhergestellt werden kann: Der breite Rückenmuskel *(M. latissimus dorsi)* hat ein großes Ursprungsfeld und setzt knapp unter dem Oberarmkopf am Oberarm an. Ein starker *Latissimus* zieht den Oberarmkopf aus der Pfanne nach unten und entlastet die entzündeten Strukturen.

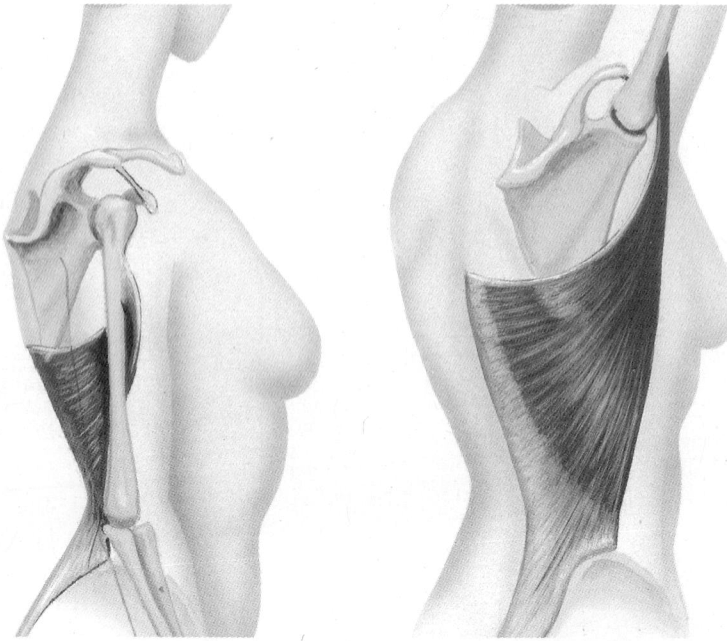

Der breite Rückenmuskel (M. latissimus dorsi) entlastet das Schultergelenk. Dieser große Muskel hält, sofern er kräftig genug ist, den Raum unter dem Schulterdach offen. Das Training des Latissimus ist bei Schulterenge eine besondere Herausforderung. Üblicherweise wird er mit Klimmzügen, Liegestützen oder der so genannten Latzug-Maschine trainiert. Diese Methoden sind bei Schulterenge allesamt ungeeignet.

Der *Latissimus* stellt hohe Anforderungen an die Trainingstechnologie. Üblicherweise wird er durch Klimmzüge, Liegestützen oder die »Latzug-Maschine« trainiert. Zwar sind Gesunden diese Methoden zumutbar, die Effektivität ist allerdings wegen der fehlenden Isolierung des Zielmuskels gering. Kranken nutzen diese Trainingsformen leider nichts, sie vertragen die Übungen bei Vorschädigung der Schulter nicht. Die Erfahrung zeigt, dass ein isoliertes Training des *Latissimus*, eingebaut in ein sinnvolles Trainingsprogramm, oft ohne

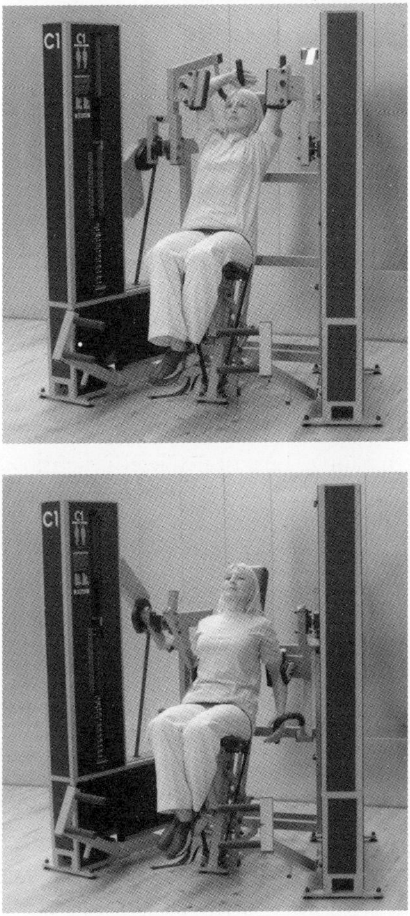

Die Pullover (Überzug – C1) im Kieser Training. In der von Arthur Jones entwickelten »Pullover« lässt sich der Latissimus isoliert und dadurch sehr effektiv trainieren. Nach oben, in die Beugung der Schulter, muss die Bewegung so eingeschränkt werden, dass die Muskelansatzhöcker nicht unter das Schulterdach eintauchen können. Das ist gesichert, wenn die Handgelenke nicht über Stirnhöhe nach oben geführt werden.

weitere Maßnahmen zu einem Abklingen der Beschwerden und einer besseren Beweglichkeit führt.

Das Training in der dargestellten »MedX-Maschine« (Überzug – Pullover) muss abgewandelt werden. Bei der Beugung im Schultergelenk dürfen die Handgelenke die Stirnhöhe nicht wesentlich überschreiten. Sonst wird auch in dieser Maschine ein *Impingement* erzeugt. Wegen der großen Beweglichkeit der Schulter bedeutet diese Änderung keine nennenswerte Einschränkung des Trainingseffekts. Über-Kopf-Aktivitäten des erkrankten Arms müssen im Beruf, in der Freizeit, beim Nachtschlaf (!) und im Training strikt vermieden werden, sonst kommt es nicht zur Heilung. Nach vollständiger Ausheilung beginnt das zunächst milde Training der Rotatoren und des Deltamuskels. Uneingeschränkte Verträglichkeit ist Voraussetzung für den Erfolg.

Luxationsneigung

Von großer Bedeutung ist die Luxationsneigung des Schultergelenks. Dabei springt der Oberarmkopf, meist bei einer plötzlichen Abspreizbewegung mit Drehung nach außen, aus der Pfanne. Rasches und schonendes Einrenken vermeidet die Druckschädigung von Nerven und Blutgefäßen. Durch häufige Luxationen leiern allerdings Gelenkkapsel und Bänder aus, es kommt zur Schulterluxationsneigung, der »habituellen Schulterluxation«, bei der schon eine geringe Fehlbeanspruchung zur Luxation führt. Oft können sich die Patienten wegen der schlaffen Weichteile selbst einrenken. Doch die Luxationsneigung nimmt mit der Häufigkeit der Luxationen zu.

In der Kräftigungstherapie steht der Aufbau der »primären Stabilisatoren« an erster Stelle. Deltamuskel und weitere Muskeln von Schulter und Schultergürtel ergänzen das Programm. Die primären Stabilisatoren, Muskeln der Rotatorenmanschette, also Innen- und Außendreher sowie der Obergrätenmuskel, umhüllen den Oberarmkopf schützend und zentrieren ihn über der Gelenkpfanne. Da die Luxationsneigung hauptsächlich jüngere Menschen mit wenig Degeneration betrifft, sind die Verträglichkeit und der Erfolg des Trainings fast immer gewährleistet. Operationen werden durch eine effektive Kräftigungstherapie oft unnötig. Andernfalls war die Mühe nicht umsonst. Auch nach einer Operation ist eine kräftige Schultermuskulatur wichtig.

Blockierung des Schultereckgelenks

Das kleine, aber funktionell wichtige Schultereckgelenk (*Acromioclavikular*-Gelenk, ACG) zwischen Schlüsselbein und Schulterhöhe ist häufig blockiert, durch Überlastung gereizt oder zeigt eine *Arthrose*, die zu Entzündungen neigt. Zwar ist das Gelenk klein, seine funktionelle Bedeutung aber groß, weil der ganze Schulterapparat nur über dieses Gelenk Kontakt zum knöchernen Skelett hat. Die Behandlung ist wegen ständiger Reizungen oft frustrierend. Einen wichtigen Beitrag leistet die Kräftigungstherapie: Dehnung der verkürzten Brustmuskeln und eine entschiedene Kräftigung der den Schultergürtel aufrichtenden Muskulatur entlasten das Gelenk und tragen zum Ausheilen schmerzhafter Entzündungen bei. Rückfälle vermindern sich durch eine aufrechte Haltung aufgrund starker und gut balancierter Muskeln.

Fortgeleitete Schulterschmerzen
Häufig treten auch fortgeleitete Schulterschmerzen auf, die aus anderen Bereichen des Stütz- und Bewegungsapparats oder von inneren Organen kommen. Sehr häufig werden Schmerzen bei Störungen der Halswirbelsäule (Bandscheibenleiden, *Arthrosen*, Blockierungen) und der Brustwirbelsäule (Rippenblockaden) in die Schulter geleitet. Nicht übersehen werden sollten Schulterschmerzen bei Herzkrankheiten (*Angina pectoris*, Herzinfarkt) oder Erkrankungen von Gallenblase und Gallenwegen. Bei unklaren Befunden oder ausbleibendem Behandlungserfolg muss auch an einen Tumor gedacht werden.

Der »Tennisarm« – Prototyp eines Leidens

Der Ellbogen hat im Gegensatz zur Schulter eine gute Knochenführung. Im Ellbogen sind drei Gelenke vereint: Beugung und Streckung laufen zwischen Elle und Oberarmknochen einerseits und zwischen Speiche und Oberarmknochen andererseits; die Drehung nur zwischen Elle und Speiche. Es gibt keine Alltagsbewegung des Armes ohne kombinierte Bewegungen im Ellenbogen. Drei Krankheitsbilder, ausgelöst durch Überlastung der Muskelansatzbereiche, trifft man in der Praxis häufig an: Die Reizung der nach außen gekehrten Muskelansätze der Handgelenksstrecker und

Außendreher kennzeichnen den *Tennisellbogen*. Ist die nach innen gerichtete Ansatzregion der Beuger und Einwärtsdreher gereizt, spricht man vom *Golferellbogen*. Zu keinem besonderen Namen hat es die Ansatzreizung des Armbeugers *(Bizeps)* gebracht, die tief in der Beuge gelenknah an der Speiche zu tasten ist.

Bei *akuten Ansatzreizungen* sind Infiltrationen eines Lokalanästhetikums mit Cortison (siehe Seite 141) sinnvoll. Sie lindern die Beschwerden und stellen sicher, dass ein Zustand erreicht wird, in dem die Kräftigungstherapie verträglich ist. Der Einsatz von Cortison sollte sich wegen der möglichen Nebenwirkungen auf wenige Anwendungen beschränken.

Hauptaufgabe der Trainingstherapie ist nach dem Abklingen akuter Beschwerden sowie bei chronischen Ansatzreizungen die Stärkung von Sehne und Sehnenansatz. Das gelingt ebenso gut wie die Kräftigung der Muskulatur. Der wesentliche Unterschied liegt im Zeitverlauf. Während Muskeln innerhalb weniger Monate deutlich stärker werden, erfolgt das bei Sehnen und Sehnenansätzen nur bei einem kontinuierlichen Training über viele Monate. Genaue Zeitangaben sind bei großen individuellen Unterschieden nicht möglich. Sind die Reizungen ausgeheilt, ist ein langfristiges Erhaltungstraining dringend anzuraten. Bei Sehnenansatzreizungen muss man stets nach Muskelverkürzung suchen. Muskelverkürzung und chronische Muskelverspannung erhöhen den Zug am Übergang von der Sehne zum Knochen. Bleiben die Verkürzungen bestehen, kommt es, auch nach zunächst erfolgreicher Therapie, oft zu Rückfällen.

Beim Tennisellbogen sind oft die Strecker des Handgelenks und der Oberarmspeichenmuskel verkürzt. Je nach Zielmuskel gelingt das Dehnen als Nebenprodukt des Krafttrainings an guten Trainingsmaschinen, wenn Spieler und Gegenspieler (zum Beispiel Beuger und Strecker) über den vollen Bewegungsumfang nicht nur einen Kräftigungsreiz erhalten, sondern auch einen Dehnreiz. Beim Tennisellbogen ist das der Fall, bei anderen Verkürzungen ist begleitende Physiotherapie mit Schulung für häusliche Dehn- und Entspannungsübungen sinnvoll.

Diese drei Beispiele für Muskelansatzentzündungen stehen für eine große Zahl namenloser Reizungen an verschiedenen Knochen. Die Prinzipien sind bei allen Varianten gleich. Wird die Muskelansatzreizung als Schmerzursache nicht erkannt, ist die Behandlungschance vergeben. Solche Erkrankungen lassen sich meistens durch eine Kombination lokal entzündungshemmender Maßnahmen mit langfristiger Kräftigungstherapie ausheilen.

Hüftschmerzen

Schmerzen in der Hüfte gehen häufiger von den umgebenden Weichteilen und Blockierungen der Kreuz-Darmbein-Gelenke aus als von einer Hüftgelenksarthrose. Sogar bei Arthrose kommt ein Teil der Schmerzen oft aus der Umgebung des Gelenks.

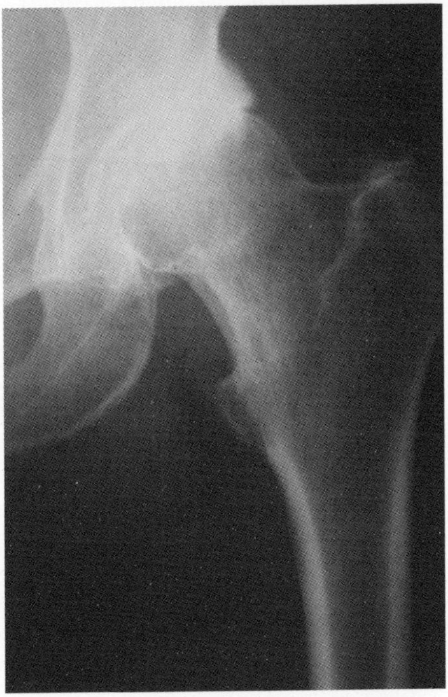

Schwere Hüftgelenksarthrose (Coxarthrose) bei einer 73-jährigen Patientin. Die Patientin konnte trotz schwerer Arthrose (der Gelenkspalt ist kaum noch sichtbar) die Operation um Jahre hinausschieben und sich mit Kieser Training optimal auf die Operation vorbereiten.

Hüftgelenksarthrose

Bei Hüftgelenksarthrose ist meist die Muskelbalance gestört. Zum typischen Muster gehören die Verkürzung des Hüftbeugers (Lenden-Darmbein-Muskel), die Schwäche des Hüftstreckers (großer Gesäßmuskel) und eine Schwäche der Muskeln, die die Hüfte abspreizen.

Die *Muskeldysbalance* bei Hüftarthrose kann enorme Ausmaße annehmen und zu einem völlig veränderten Gang führen. Bei Schmerzen im seitlichen Hüftbereich ist oft der große Rollhügel druckempfindlich, ein wulstiger Knochenhöcker, an dem sieben Muskeln ansetzen, die bei Überlastung Ansatzreizungen verursachen. Ein Schleimbeutel reduziert die Reibung zwischen Sehnen und knöcherner Unterlage. Häufig wird bei Druckschmerz über dem Rollhügel eine Schleimbeutelentzündung *(Bursitis)* angenommen. Nach meiner Erfahrung ist diese Diagnose jedoch meist falsch. Ursache der Schmerzen sind dann Muskelansatzreizungen. Das ist für die Behandlung wichtig, weil damit der Zustand der beteiligten Muskeln in den Mittelpunkt rückt, also wieder die muskuläre Balance.

Fast immer findet sich gleichzeitig eine *Blockierung der Kreuzdarmbeingelenke* mit Beckenverwringung. Die Verwringung verändert die Spannung sämtlicher Muskeln im Beckenbereich und damit die auf den Rollhügel einwirkenden Zugbelastungen. Früher habe ich die Beschwerden mit lokalen Infiltrationen und Physiotherapie bekämpft, heute mache ich das kaum noch. Werden die Beckengelenkblockierungen gelöst, dann löst sich auch die Verwringung. Bleiben die Beckengelenke frei, klingen die Ansatzreizungen und damit die Beschwerden meist spontan ab. Schmerzen in der vorderen Hüftregion, also in der Leiste, haben oft die gleiche Ursache. Immer muss nach einer Beckenfehlstellung gesucht werden.

Die Behandlung der Hüftgelenksarthrose schließt die umgebende Muskulatur und die Nachbargelenke mit ein. Das Ausmaß der Arthrose ist für die Beschwerden nicht allein entscheidend: Eine geringe Arthrose kann eine sehr schmerzhafte Entzündung begleiten, umgekehrt kann eine auf dem Röntgenbild sichtbare massive Arthrose fast frei von Entzündung und Schmerz sein. Kräftigungstherapie überwindet Muskeldysbalance und Instabilität durch Schwäche.

Falls aber trotz Kräftigung operiert werden muss, bringt das Training immer noch großen Nutzen, denn die Rehabilitation nach einer Operation gelingt rascher und besser, wenn die Muskeln vorher gut trainiert werden. Und auch nach der Operation bleibt das Training wichtig. Ein künstliches Gelenk ersetzt nur das kranke Gelenk – nicht die Muskeln!

Eine Operationsvorbereitung mit Schwerpunkt »Krafttraining«, bei Bedarf ergänzt durch gezielte Physiotherapie, ist meine dringende Forderung an die Ärzteschaft. Abzuwarten, bis eine Gelenkersatz-Operation nicht mehr zu vermeiden ist, und dabei zuzusehen, wie Kraft, Kondition und Lebensfreude schwinden, ist keine gute Strategie für die vielen teils recht jungen Senioren, die ein künstliches Gelenk brauchen.

Knieschmerzen

Knieschmerzen entstehen im Gelenk, im Gleitlager der Kniescheibe, an den Sehnenansätzen rund um die Kniescheibe sowie an den Sehnenansätzen der Strecker und Beuger. Das Kniegelenk ist kompliziert aufgebaut, wird im Alltag hoch belastet und ist für schwer vereinbare Aufgaben zuständig: Beim gestreckten Bein bildet es eine stabile Stütze, mit zunehmender Beugung wird es beweglicher und damit empfindlicher für Verletzungen. Die Kombination aus heftiger Drehung und Streckung stellt ein hohes Risiko für *Meniskus-* und Bandverletzungen dar. Weitere Schwachstellen sind die Kniescheiben. Sie übertragen beim Heben und Tragen von Lasten hohen Druck auf das Gleitlager. Fehlformen der Kniescheiben, Muskelschwäche und Muskeldysbalance vermindern die Belastbarkeit und bilden den Boden für die sehr häufigen schmerzhaften Reizungen der Rückfläche der Kniescheibe. Daraus kann eine *Arthrose* der Kniescheibe entstehen. Diese *Retropatellararthrose* macht oft mehr Beschwerden als die eigentliche Kniegelenkarthrose selbst. Die stark verformbaren und elastischen Knorpelscheiben zwischen Ober- und Unterschenkelknochen (Innen- und Außenmeniskus) stellen den Kontakt zwischen der planen Gelenkfläche des Schienbeins und den halbrunden Gelenkpartnern des Oberschenkelknochens her. Und so sind die Menisken anfällig für Verletzungen. Die Stabilität wird seitlich durch Innen- und Außenbänder gesichert, nach vorn und hinten, sowie für Drehbewegungen, durch die Kreuzbänder. Verletzungen dieser Bänder mit nachfolgend eingeschränkter Stabilität erhöhen das Risiko für eine *Arthrose.* Lässt sich *Arthrose* auf eine Verletzung zurückführen, spricht man von »posttraumatischer Arthrose«. Intakte Bänder und ein starkes Muskelkorsett bieten den Kniegelenken größtmöglichen Schutz. Wie bei allen Arthrosen spielt die genetische Veranlagung eine große Rolle. Die Materialqualität des Knorpels ist sehr unterschiedlich. Ein Blick in die Krankheitsgeschichte der Familie lohnt sich, will man das eigene Risiko abschätzen.

Für die Behandlung gibt es klare Regeln: Band- und Meniskusverletzungen müssen fachgerecht versorgt werden. Bei korrekter Indikationsstellung und guter Operationstechnik stellt die orthopädische Chirurgie nach *Bandverletzungen* die Stabilität wieder her und sichert die Belastbarkeit des Gelenks. Gleichzeitig wird einer posttraumatischen Arthrose vorgebeugt. Von *Meniskusverletzungen* geht durch mechanische Reibung und chronische Entzündung das Risiko der Knorpelschädigung aus. Bei frühzeitiger Operation ist der verletzte Meniskus meist so gut wiederherzustellen, dass seine wichtigen Funktionen erhalten bleiben. Die heute schonenden arthroskopischen Operationstechniken senken die Risiken des Eingriffs und verkürzen die Heilungszeit.

In der konservativen Behandlung spielt die Kräftigungsmedizin eine bedeutende Rolle: Bei *Arthrose des Kniegelenks* trägt kräftige Muskulatur zur Entlastung bei. Zugleich dient regelmäßiges Training an guten Trainingsmaschinen der Ernährung des kranken Knorpels. Auch beim geschädigten Knorpel geschieht der Austausch von Stoffen nur über regelmäßige Be- und Entlastung. Die gleichmäßige Belastung ohne Belastungsspitzen in hochwertigen Trainingsmaschinen wirken sich bei Arthose besonders günstig aus.

Kommt eine *Kniescheibenarthrose* dazu, wird die Kräftigungstherapie wegen der oft eingeschränkten Verträglichkeit anspruchsvoller. Bei schwacher Muskulatur liegt die Kniescheibe oft zu weit außen und wird dort an der Unterseite überlastet. Der innere Kopf des vierköpfigen Kniestreckers (M. vastus medialis) hält die Kniescheibe nach innen und entlastet dadurch das Gleitlager. Diesen gilt es intensiv zu kräftigen.

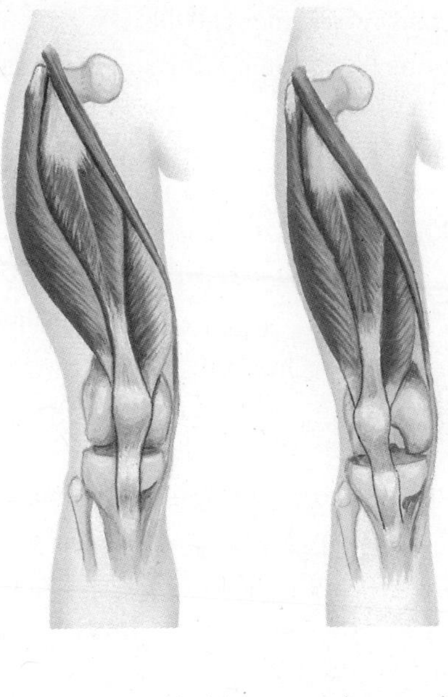

Auf der linken Abbildung hält ein kräftiger innerer Kopf des vierköpfigen Schenkelstreckers *(M. vastus medialis)* die Kniescheibe in der richtigen Position. Die reche Abbildung zeigt das seitliche Abweichen der Kniescheiben bei Muskelschwäche.

Um die Verträglichkeit zu sichern, schauen wir den Gewichthebern auf die Füße: Ihre Fußspitzen zeigen beim Stehen etwas nach außen. Dadurch wird das Gleitlager der Kniescheiben während der Beugung und der Streckung mechanisch entlastet. Die Erfahrung zeigt, dass Krafttraining bei Drehung der Beine um etwa 30° nach außen deutlich besser vertragen wird. Der Druck auf dem Gleitlager hängt auch vom Zustand des Kniestreckers ab. Ist der Gerade Schenkelstrecker verkürzt, muss dieser durch Physiotherapie oder im Rahmen der Trainingstherapie (vollständige Beugung der Kniegelenke gegen Widerstand in Bauchlage) gedehnt werden. Unbedachtes Training kann speziell am Knie mehr Schaden als Nutzen anrichten, umgekehrt wird, bei sorgfältiger Feineinstellung, eine gute Entlastung mit Rückgang von Beschwerden und besserer Belastbarkeit erzielt. Bei *Instabilität nach vorderem Kreuzbandriss* übernehmen teilweise starke Beuger die Funktion des verletzten Bands. Umgekehrt mildern die Kniestrecker die Funktionsminderung beim seltenen *hinteren Kreuzbandriss.*

Nach einer *Gelenkersatz-Operation* ist Krafttraining nach kompletter Heilung erfahrungsgemäß problemlos möglich. Wie beim eigenen Gelenk dient das Training einer guten Funktion bei hoher Belastbarkeit und dem Schutz des künstlichen Gelenks.

Fußball als Leistungssport ist für die Kniegelenke so belastend, dass kaum ein Profi seine Karriere ohne Blessuren übersteht. Selbst bei starker Schädigung können die Sportler über lange Zeit auf hohem Niveau weiterspielen. Neben der intensiven sportärztlichen Betreuung ist die Ursache dafür vor allem das starke Muskelkorsett, das fast jeden Fußballer auszeichnet. Starke Muskeln schützen nicht nur Profis: Zahllose Sportverletzungen könnten durch vorbeugendes Krafttraining vermieden werden. Neben dem Schutz vor Verletzung steigen die sportliche Leistung und die Freude am Sport. Es liegt in der Verantwortung der Trainer, dem Krafttraining den ihm gebührenden Platz im Trainingsplan einzuräumen.

Die Abbildung zeigt einen vollständigen Riss des vorderen Kreuzbands. Das Schienbein schiebt vermehrt nach vorn, die Drehung des gebeugten Unterschenkels nach innen wird durch das funktionslose Band nicht gebremst. Die Instabilität bei nicht versorgtem Riss stellt ein hohes Risiko für eine spätere Arthrose dar.

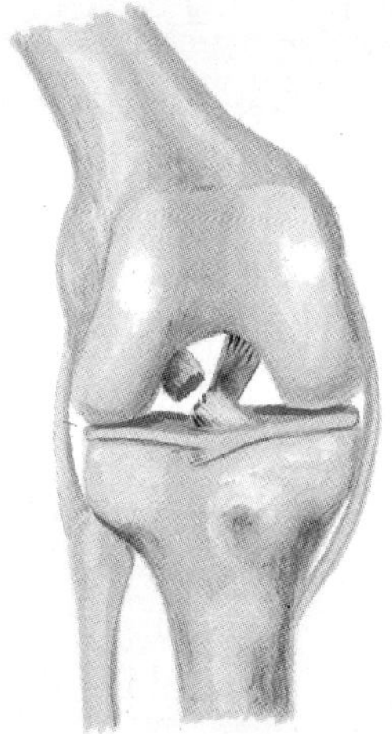

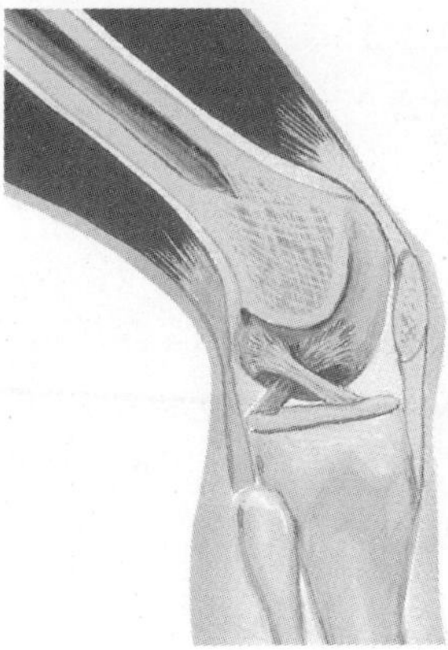

Kreuzbänder und Muskeln des Kniegelenks

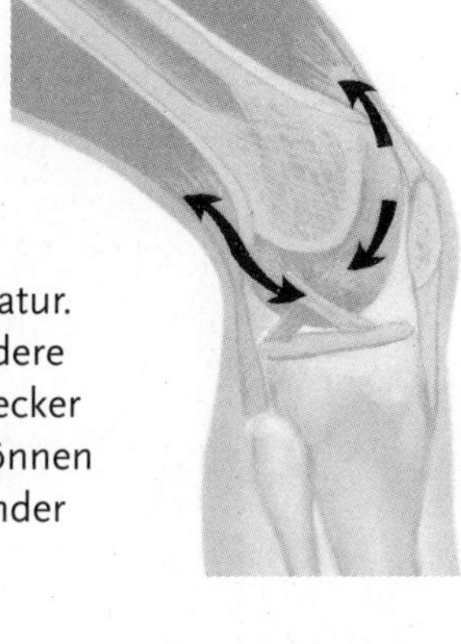

Synergie der Kreuzbänder mit der Muskulatur. Die Schenkelbeuger unterstützen das vordere Kreuzband in seiner Funktion, die Kniestrecker das hintere Kreuzband. Starke Muskeln können den Funktionsverlust dieser wichtigen Bänder allenfalls mildern.

Achillesferse

Die Achillesferse plagt vor allem Athleten, die sich bei ihrem Sport lang anhaltend belasten (Langstreckenläufer) oder Belastungsspitzen aussetzten (Tennis, Basketball). Nahe dem Übergang zum Muskelbauch des Zwillingswadenmuskels gibt es einen schlecht durchbluteten Bereich, der bei Dauerbelastung zur Schwachstelle wird. Oft begleiten Verkürzungen und Verdickungen der Sehne das Leiden mit Schmerzen, die bei Belastung wiederkehren … bis die Sehne reißt. Auch ohne Vorwarnung kann bei Menschen über vierzig Jahre die Achillessehne bei Spitzenbelastungen reißen. Ist sie ganz gerissen, muss operiert werden, da sonst ein erheblicher Funktionsausfall droht.

Rechtzeitig einsetzende und über Jahre durchgeführte Trainingstherapie mit Dehnung und Kräftigung der Muskeln und Sehnen lässt die Beschwerden oft auf Dauer abklingen. Bei akuter Entzündung ist eine monatelange Trainingspause meist nicht zu vermeiden. Nach dem Abklingen der Entzündung kann niedrig dosiertes Krafttraining mit gleichzeitiger Dehnung beginnen. Wie bei allen Entzündungen der Sehnen- und Sehnenansätze soll durch die Kräftigung aus einer Schwachstelle eine »Starkstelle« gemacht werden. Regelmäßige Reize in richtiger Dosierung am erwünschten Ort verfehlen ihre Wirkung selten.

OSTEOPOROSE

Osteoporose ist eine Erkrankung des Skelettsystems mit einer Verringerung der Knochenmasse und einer Veränderung der Mikroarchitektur des Knochengewebes sowie einer daraus folgenden Erhöhung der Knochenbrüchigkeit und des Knochenbruchrisikos. Jeder einzelne Knochen kann betroffen sein, besonders aber die mechanisch stark belasteten Knochen wie Oberschenkelknochen und Wirbelsäule. Osteoporose ist eine häufige Erkrankung: In Deutschland leiden mindestens 4 bis 6 Millionen Menschen daran, es kommt zu etwa 200 000 Wirbelkörper-Frakturen und etwa 120 000 Oberschenkelbrüchen pro Jahr. Fast jede zweite Frau über fünfzig Jahre wird im Lauf ihres Lebens einen Knochenbruch wegen Osteoporose erleiden, Männer seltener. Dennoch liegt ihr Risiko immer noch bei etwa 16 Prozent. Abgesehen von den persönlichen Folgen entstehen dadurch große Belastungen für das Gesundheitssystem: Die Kosten einer Schenkelhalsfraktur werden mit etwa 24 000 Euro beziffert, die zusätzlichen Kosten durch erhöhten Pflegeaufwand liegen bei 5000 bis 10 000 Euro pro Jahr. Etwa 20 Prozent der Patienten bleiben dauerhaft pflegebedürftig und müssen in einem Pflegeheim versorgt werden ... und das kostet 25 000 Euro im Jahr. Neben den Kosten darf natürlich das individuelle Leid der Betroffenen nicht übersehen werden: Schmerzen, Immobilität und Minderung von Alltagsfähigkeiten resultieren nicht nur in einem Verlust der Lebensqualität, sondern führen zu einer Sterblichkeit von über 20 Prozent im ersten Jahr nach einem Knochenbruch.

Die Ursachen der Osteoporose wurden bereits in Teil II, Kapitel 4, »Osteoporose – überflüssig wie ein Kropf« (Seite 95 ff.), ausführlich dargestellt. Die Wurzeln der Krankheit liegen zum Teil im Erbgut, zu einem wesentlichen Teil aber auch in unserem Verhalten. Nach der Phase des Aufbaus ist die Knochendichte im mittleren Lebensalter relativ stabil und wird von hormonellen Faktoren stark beeinflusst. Mit dem Eintritt der Menopause folgt bei der Frau eine Zeit des starken Knochenverlustes: Bis zu 4 Prozent Knochenmasse können jetzt jährlich verloren gehen, das heißt, dass eine Patientin in den zehn Jahren nach der Menopause bis zu 40 Prozent ihrer Knochendichte verlieren kann. Aufgrund des langsamer absinkenden Testosteronspiegels ist der Verlust an Knochenmasse bei Männern in dieser Lebensphase wesentlich geringer. Eine Reihe weiterer Risikofaktoren spielen bei der Entstehung der Osteoporose eine wichtige Rolle. Weiß man um die Risikofaktoren, hat man die Chance, die heimtückische Krankheit vor dem ersten Knochenbruch zu erkennen, um danach das große therapeutische Potenzial voll auszuschöpfen. Die wichtigsten Risikofaktoren sind in der folgenden Tabelle zusammengefasst.

Risikofaktoren für die Entstehung einer Osteoporose

starke Risikofaktoren	maßvolle Risikofaktoren
– vorherige Fraktur	– Osteoporose in der Familie
– Abnahme der Körpergröße von mehr als 3 Zentimeter	– späte Menarche (1. Regelblutung)
– BMI kleiner als 20 oder Gewichtsverlust größer als 10 %	– frühe Menopause
– Inaktivität, Immobilisation	– geringe Lichtexposition
– Alter höher als 70 Jahre	– Ernährungsfaktoren
– weibliches Geschlecht	– hoher Knochenumsatz
– hohes Sturzrisiko (Krankheiten oder Medikamente, die das Sturzrisiko erhöhen; Stolperfallen)	– Diabetes mellitus Typ 1
– Langzeitbehandlung mit Cortison	– Diabetes mellitus Typ 2
	– Nikotinkonsum

Tabelle 3: Starke Risikofaktoren erhöhen das Knochenbruchrisiko um mehr als das zweifache, maßvolle Risikofaktoren erhöhen das Risiko um den Faktor 1 bis 2.

Die Diagnose wird oft sehr spät gestellt. Sichere und ohne Spezialuntersuchungen fassbare Krankheitszeichen gibt es erst nach dem ersten Knochenbruch. Bis dahin macht die Osteoporose keine Beschwerden. Oft werden aber auch sogenannte unspezifische Rückenschmerzen zu Unrecht mit ihr in Verbindung gebracht. Erst die Komplikationen des Knochenschwundes äußern sich mit Schmerzen: als akuter Schmerz bei einer Fraktur oder auch als chronischer Schmerz durch muskuläre Fehlbelastung aufgrund von Veränderungen der Statik. Körperliche Zeichen sind ferner eine Größenabnahme durch Zusammensinken der Wirbelkörper, die Entwicklung eines Rundrückens (»Witwenbuckel«) mit Überdehnung der Rückenmuskulatur und Erschlaffung der Bauchmuskulatur. Das alles sind Spätzeichen einer Osteoporose, die bereits auf das Vorliegen von Knochenbrüchen hinweisen.

Man geht davon aus, dass etwa die Hälfte der von Osteoporose betroffenen Patienten ihre Diagnose nicht kennt. Diese Menschen leben in der ständigen Gefahr weiterer Knochenbrüche. Vorangehende Wirbelbrüche erhöhen das Risiko für weitere Brüche gegenüber der Allgemeinbevölkerung um das Zehnfache! Frauen über siebzig haben ein Risiko von fast 60 Prozent, in den folgenden zehn Jahren einen weiteren Wirbelkörperbruch zu erleiden. Bei Männern über siebzig Jahren steigt das Risiko auf knapp 30 Prozent.

In der Diagnostik darf sich der Arzt nicht auf Schmerzen, Größenminderung und andere körperliche Befunde beschränken. So werden nur die Patienten mit Knochenbrüchen bei Osteoporose erfasst. Die unbedingt anzustrebende Frühdiagnose gelingt nur mit einer rechtzeitigen Knochendichtemessung. Laboruntersuchungen, Röntgenaufnahmen und eventuell auch Computertomographie und Kernspintomographie ergänzen die Diagnostik. Auch die internistische oder nervenärztliche Abklärung des Sturzrisikos ist von Bedeutung.

Die Messung der Knochendichte

Für die Messung der Knochendichte gibt es verschiedene Verfahren. Ich möchte hier nur auf die verbreitetste und von den großen Fachgesellschaften und der WHO empfohlene *DEXA-Messung* hinweisen. Diese berechnet mittels einer Röntgenuntersuchung *(Dual-Energy-X-ray-Absorptiometry)* den Mineralgehalt des Knochens. Am sinnvollsten geschieht das an den stark belasteten Knochen wie Oberschenkelknochen und Lendenwirbelsäule. Mithilfe dieser Methoden kann der Schweregrad einer Knochendichteminderung zuverlässig bestimmt werden. Der »T-Wert« bezeichnet dabei die Abweichung der Knochendichte einer Person von der durchschnittlichen Knochendichte eines dreißig Jahre alten Menschen und wird in Standardabweichungen angegeben. Die Einteilung gilt nur für Knochendichtemessungen mit der DEXA-Methode an der Lendenwirbelsäule und am Oberschenkelhals.

WHO-Definition der Osteoporose

- normale Knochendichte: T-Score über –1
- *Osteopenie:* T-Score zwischen –1 und –2,5
- *Osteoporose:* T-Score unter 2,5
- manifeste *Osteoporose*: Vorliegen mindestens eines osteoporosetypischen Knochenbruchs bei einem T-Wert von unter 2,5

Diese Definition hat sich als alleiniges Kriterium für die Risikoabschätzung und für Therapieentscheidungen allerdings nicht bewährt. Eine verminderte Knochendichte gibt Auskunft über das relative Risiko und bietet nur eine eingeschränkte Auskunft über das tatsächliche Knochenbruchrisikos. Es gibt keinen Schwellenwert der erniedrigten Knochendichte, der Patienten mit hohem und niedrigem Knochenbruchrisiko trennt. Das Gesamtrisiko kann nur abgeschätzt werden, wenn man Risikofaktoren wie die Sturzneigung und weiterer Erkrankungen einbezieht. Die isolierte Beachtung der Knochendichte führt leicht zur groben Überschätzung, die fehlende Beachtung sonstiger Umstände zur Unterbewertung des Gesamtrisikos. Folgende Tabelle zeigt nur den Einfluss des Alters und des Geschlechts und die Bedeutung bereits bestehender Wirbelkörperbrüche auf das weitere Knochenbruch-Risiko:

10-Jahres-Wirbelkörper-Frakturrisiko im Alter von 70 Jahren (Allgemeinbevölkerung)		
	Frauen 17 %	Männer 8 %
10-Jahres-Wirbelkörper-Frakturrisiko im Alter von 70 Jahren bei T-Wert – 2,5		
	Frauen 26 %	Männer 13 %
10-Jahres-Risiko im Alter von 70 Jahren bei vorbestehenden Wirbelbrüchen		
	Frauen 57 %	Männer 28 %

Tabelle 4: Einfluss von Risikofaktoren auf das Frakturrisiko

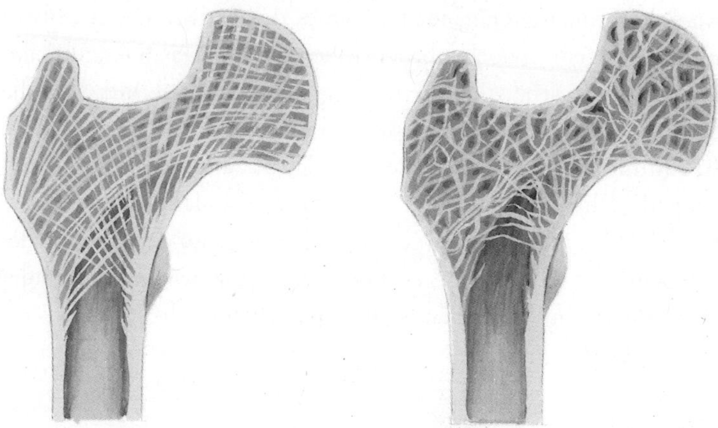

Die linke Abbildung zeigt die gesunde Knochenstruktur eines älteren Menschen mit gut erhaltenen Traglinien. Rechts ist ein Schenkelhals bei fortgeschrittener Osteoporose dargestellt.

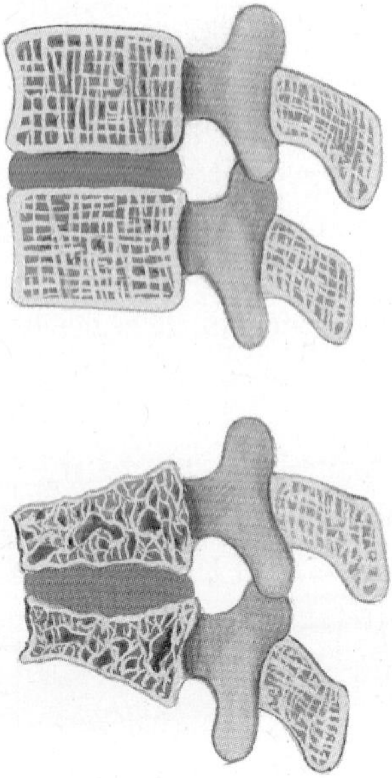

Wirbelkörperbrüche bei Osteoporose. Oben sind gesunde, hoch belastbare Wirbelkörper im Längsschnitt dargestellt. Die beiden unteren Wirbelkörper sind eingebrochen und keilförmig deformiert. Jedes Jahr ereignen sich in Deutschland zirka 200 000 Wirbelbrüche bei Osteoporose, es wird erwartet, dass sich diese Zahl bis 2050 verdoppelt.

Medizinische Kräftigungstherapie (MKT) ist bei Osteoporose mit erhöhtem Knochenbruchrisiko und bei bereits manifester Osteoporose dem selbstständigen Training überlegen. Die Medizinische Kräftigungstherapie unterscheidet sich durch

- höhere Trainingswirksamkeit und
- optimiertes Risikomanagement

vom selbstständigen Training. Die Grundlagen der Trainingstherapie unterscheiden sich nicht von den in Teil II, Kapitel 4, unter »Die präventive Wirkung von Kieser Training« (Seite 100) dargestellten Regeln. Eine klare Grenze zwischen Prävention und Therapie lässt sich ohnehin nicht ziehen. Die besseren Ergebnisse in der Medizinischen Kräftigungstherapie erklären sich durch die 1:1-Betreuung der Patienten durch erfahrene Therapeuten und durch die hoch entwickelte Technologie der »MedX-LE« für die tiefen Rückenstreckmuskeln. Dem »Lokalitätsprinzip« der Wirkung auf den Knochen folgend, ermöglicht die Technik, einen hohen Trainingsreiz auf diese Muskelgruppe auszuüben. Die hohe knochennahe Muskelspannung regt den Knochen zu vermehrter Aufbauleistung an. Strikte Isolierung der Rückenstrecker *(Lumbalextensoren)* und genaue Übereinstimmung von physiologischer Kraftkurve und Widerstandkurve der Maschine sind die technischen Schlüsselbegriffe für das Verständnis der höheren Wirksamkeit der Therapiemaschine bei gleichzeitig guter Verträglichkeit.

Osteoporose-Leitlinie – Kieser Training (OLKT)

Zur Standardisierung der Trainingstherapie im Kieser Training wurden Leitlinien entwickelt. Diese bieten bei einer Krankheit mit hohen Risiken und gleichzeitig großen Erfolgschancen die Grundlage für eine optimierte Trainingssteuerung. Die Leitlinien bilden den aktuellen Kenntnisstand ab und werden laufend aktualisiert.

Bei *Osteoporose mit hoher Frakturgefährdung* werden durch entsprechende Auswahl der Maschinen axiale Belastungen der Wirbelsäule vermieden. Der Maximalkraft-Test an der »MedX-LE« ist strikt verboten, auch als Verlaufkontrolle nach erfolgreicher Therapie. Zu diesem Zeitpunkt ist das Risiko eines Wirbelbruchs sogar höher als bei Therapiebeginn. Das Training der Bauchmuskeln ist sinnvoll und sicher möglich, wenn auf eine korrekte Übungsausführung geachtet wird. Doch eine übertriebene (und unnötige) Beugung der Wirbelsäule könnte zu einem Wirbelbruch führen. Aus Sicherheitsgründen wird bei schwerer Osteoporose anfangs auf »Risiko-Maschinen« verzichtet. Mit zunehmendem Therapieerfolg und der dann auch gut geschulten Trainingsqualität können später ohne Risiko auch die fehlenden Maschinen einbezogen werden.

Mehr noch als beim präventiven Krafttraining spielt die *Sturzprophylaxe* in der Therapie eine zentrale Rolle. Das Krafttraining leistet einen wichtigen Beitrag. Körperliche Fitness wirkt sich in großem Umfang auf Sturzrisiko, Sturzverhalten und Sturzfolgen aus. Kraft ist die wichtigste Grundfunktion für körperliche Fitness: Je mehr ein Mensch abgebaut hat, desto schwerer fällt ausdauernde

Belastung. Krafttraining baut schwachen und alten Menschen auch eine Brücke zu mehr Ausdauerbewegung.

Psychische Begleiterscheinungen der manifesten Osteoporose sind Depressionen, Angst, Unsicherheit bei alltäglichen Verrichtungen mit dramatischer Einschränkung der Lebensqualität. Dass die Schmerzen vermindert werden, Rumpf und Beine eine spürbar höhere Stabilität erhalten, der Stand sicherer wird und mit der Hand fester zugegriffen werden kann, trägt mit Sicherheit maßgeblich zur Verbesserung der gesamten Lebenssituation bei.

KRANKHEITEN DER INNEREN ORGANE

Im Folgenden sollen nur Krankheiten vorgestellt werden, die durch Trainingstherapie – meist aus einer Kombination von Kraft- und Ausdauertraining – positiv beeinflusst werden können. Ausdauertraining wird schon lange empfohlen (aber leider wenig durchgeführt), Krafttraining ist bei der Prävention und Therapie dieser Leiden ein neues Element. Der wissenschaftliche Nachweis ist so eindeutig, dass amerikanische Fachgesellschaften bei allen hier genannten Krankheiten Krafttraining als Teil eines ausgewogenen Trainingsprogramms empfehlen. Krafttraining ist dabei in zweifacher Hinsicht ein wesentliches Element, denn

- die eigenständigen Auswirkungen von Krafttraining unterscheiden sich wesentlich von denen des Ausdauertrainings und sind durch dieses nicht zu ersetzen und
- Krafttraining bereitet schwache ältere Menschen auf das Ausdauertraining vor.

Diese letzte Wirkung wurde durch eine wissenschaftliche Studie eindrucksvoll belegt: Werden ältere zuckerkranke Menschen mit Erfolg durch den Arzt zu einer täglichen intensiven, einstündigen, ausdauernden Beanspruchung motiviert – ruhen sie sich in den restlichen dreiundzwanzig Stunden umso intensiver aus. Die Wirkung ist also gering. Wird dagegen die Werkzeugfunktion der Muskulatur in der Vorbereitung auf Ausdauerbelastungen wiederhergestellt, bewegen sich die Menschen ohne Aufforderung mehr als zuvor und sind auch in der Lage, zusätzliche Bewegung in den Alltag zu integrieren.

Das Metabolische Syndrom *(Syndrom X, Insulinresistenzsyndrom)*

Zum Metabolischen Syndrom gehören folgende Befunde und Erkrankungen:

- Übergewicht mit Betonung des Bauchfetts gegenüber Fetteinlagerung im Unterhautgewebe
  - Maßgeblich ist die *Waist to Hip Ratio* (WHR), das Verhältnis von Taillenumfang zu Hüftumfang in Zentimetern. Bei Frauen sollte der Wert unter 0,85; bei Männern unter 0,9 liegen.
  - Beim bauchbetonten, androiden Risikotyp spricht man von der »Apfelform«.
  - Beim hüftbetonten, gynoiden Typ mit einem vergleichsweise geringen Risiko von der »Birnenform«.
- erhöhte Blutfettwerte
  - Erhöhte *Triglycerid*-Werte
  - Niedriger »Schutzcholesterin«-Wert (HDL)
- erhöhter Blutdruck
- erhöhtes Risiko für
  - Herzinfarkt
  - Schlaganfall
  - Arterienverkalkung
  - *Diabetes mellitus* Typ 2 = »Alterszucker«
- erhöhte Entzündungsparameter *(CRP, Fibrinogen, Interleukin-6, Tumornekrosefaktor-alpha)*

Alle zum Metabolischen Syndrom gehörenden Krankheiten haben eines gemeinsam: Sie kommen in Überfluss-Gesellschaften stark gehäuft vor, also in den reichen Industrienationen, und sie betreffen weniger gebildete Menschen mehr als gebildete. Diese grundlegenden Tatsachen liefern einen Schlüssel für das Verständnis dieser Massenkrankheiten, die bei den Todesursachen an erster Stelle stehen:

Mehr als die genetische Veranlagung entscheidet der Lebensstil über die Auswirkungen auf die Gesundheit. Medikamentöse Korrekturen der aus dem Ruder gelaufenen Labor- oder Blutdruckwerte sind zwar sinnvoll, der Gesundheit und damit dem Risikoprofil ist aber besser gedient, wenn den Ursachen durch mehr Bewegung und eine gesunde Ernährung im wahrsten Wortsinn zu Leibe gerückt wird.

Diabetes mellitus Typ 2
(»Alterszucker«, »Inaktivitätszucker«)

Diabetes mellitus Typ 2 tritt unter den körperlich entlastenden Lebensbedingungen zivilisierter Länder zunehmend häufiger und in immer jüngeren Jahren auf (siehe auch Seite 44 f.). Ursächlich hierfür ist, dass die Muskelzellen auf den Botenstoff Insulin, der die Aufnahme von Glucose (Zucker) in die Zelle erleichtert, weniger ansprechen. In den Zellen liefert Glucose Energie für die Muskelarbeit und für andere Stoffwechselprozesse. Doch Muskelfaser ist nicht gleich Muskelfaser: Grob lassen sich die Fasern in rote *slow-twich* (langsam zuckende) Typ-I-Fasern und in weiße *fast-twich* (schnell zuckende) Typ-II-Fasern unterteilen. Bei körperlicher Schonung und mit zunehmendem Alter nimmt der Anteil an Typ-I-Fasern zu. Diese verbrauchen weniger Energie, insbesondere weniger Zucker (Glucose), als Typ-II-Fasern. Die Stoffwechselaktivität sinkt also, die Muskulatur reagiert weniger auf Blutzucker senkendes Insulin, Insulin- und Blutzuckerspiegel steigen und stellen die gemeinsame Ursache der häufig fatalen Langzeitfolgen der Zuckerkrankheit dar.

Das Krafttraining wirkt nun auf mehreren Wegen:

- Typ-I-Fasern werden zu Typ-II-Fasern umgewandelt, das heißt, Kraft und Energieverbrauch steigen.

- Die Zellen reagieren besser auf Insulin und insulinunabhängige Rezeptoren, dadurch werden die Zuckermoleküle rascher in die Muskelzellen aufgenommen.
- Auch unabhängig vom Insulin steigt durch Krafttraining die Zuckerverwertung, da im trainierten Muskel vermehrt Rezeptoren (Glut-4-Rezeptoren) zur Verfügung stehen, die Zucker ohne die Mithilfe von Insulin in die Zellen schleusen.
- Der Zuckerspiegel sinkt ebenso wie der überhöhte Insulinspiegel.
- Die Gelenksstabilität wird verbessert, die Verletzungsgefahr bei Bewegung im Alltag und im Sport sinkt.
- Kraft und Ausdauer nehmen zu, Bewegungsfreude und die Fähigkeit für ausdauernde Bewegung steigen.
- Muskelmasse wird auf-, Fettmasse abgebaut. Der Grundumsatz steigt.
- Alle Einflüsse zusammen erhöhen den Energieverbrauch. Somit fällt die Gewichtskontrolle leichter.

In der Rehabilitation von Zuckerkranken sollten der Aufbau verloren gegangener Muskulatur und deren langfristiger Erhalt noch vor der erstrebenswerten Gewichtsreduktion stehen. Diese Forderung leitet sich aus den Ergebnissen der finnischen »Diabetes-Präventionsstudie« ab, ist somit wissenschaftlich gut belegt: Eine bessere Fitness steht in der Bedeutung – wenn es um langfristige Erfolge geht – vor der Kontrolle des Übergewichts.

Herz-Kreislauf-Erkrankungen

In früheren Jahren behandelte man Herz-Kreislauf-Erkrankungen überwiegend mit Ausdauertrainingsprogrammen, oder es wurde Schonung, insbesondere bei Herzmuskelschwäche, empfohlen. Die Forschungsergebnisse für die positiven Auswirkungen von Krafttraining sind so eindeutig, dass alle Fachgesellschaften in den USA ihre Richtlinien für die Rehabilitation angepasst haben. Krafttraining geringer bis hoher Intensität, je nach Schwere der Erkrankung, wird nun als effektive, sichere und unentbehrliche Maßnahme angesehen. Die Verbesserung der Lebensqualität und »Herz-Kreislauf-Fitness« sind nicht auf eine Steigerung der Herzleistung zurückzuführen. Den individuellen Fortschritt bewirkt die bessere Funktion des Halte- und Bewegungsapparats. Dies unterstützt unsere Auffassung, dass die optimierte »Werkzeugfunktion« des gestärkten Körpers ähnlich wie eine bessere Stabilisierung von Rumpf und Rücken auch für das Herz eine bedeutende Rolle spielt. Die Ökonomisierung der Muskelarbeit bringt eine dauerhafte Entlastung für das Herz. Eine Verschlechterung der Herzleistung oder eine Zunahme von Beschwerden wie Atemnot oder vermehrte Herzrhythmusstörungen werden bei richtig durchgeführtem Krafttraining nicht beobachtet. Nach heutiger Kenntnis erklärt sich die gute Verträglichkeit des Krafttrainings durch eine im Vergleich zum Ausdauersport relativ geringe Herz-Kreislauf-Belastung. Die Anzahl der Herzschläge pro Minute (Herzfrequenz) steigt viel geringer an als bei Ausdauerbelastungen. Der Blutdruck steigt deutlicher an, aber weit weniger als beim schweren Hanteltraining. Das Druck-Frequenz-Produkt (= Blutdruck x Anzahl der Herzschläge pro Minute) ist maßgeblich für den Sauerstoffverbrauch des Herzmuskels und erreicht damit höchstens die Werte von mildem Ausdauertraining. Der relativ geringe Frequenzanstieg sorgt zudem für eine gute Durchblutung der Herzkranzgefäße, der Anstieg der »Stresshormone« bleibt gering.

Nach Professor Schober, Universitäres Herz- und Gefäßzentrum Hamburg, wirkt sich Krafttraining, im Vergleich zum Untrainierten, auf das Herz folgendermaßen aus:

- Bei trainierten Muskeln wird, zum Beispiel beim Treppensteigen, ein deutlich geringerer Anteil der Muskelfasern aktiviert;
- Puls und Blutdruck steigen dadurch wesentlich weniger;
- der Sauerstoffbedarf für das Herz ist um bis zu 40 Prozent geringer;
- das Herz wird bei Alltagsbelastungen durch starke Muskeln geschont.

Die ärztlichen Fachgesellschaften empfehlen, bei den ersten Trainings Blutdruck und Frequenz zu überwachen. Unerwartete Reaktionen mit überschießendem Anstieg von Blutdruck oder Herzfrequenz werden auf diese Weise frühzeitig erkannt, entsprechende Risiken können ausgeschlossen werden.

Bluthochdruck

Bei Bluthochdruck ist Krafttraining sinnvoll, wenn der Blutdruck ausreichend eingestellt ist. Bei Werten unter 160 zu 100 mm Hg und fehlenden Komplikationen muss das Training unter anfänglicher Kontrolle des Blutdrucks allenfalls leicht abgewandelt werden. Wichtig ist, dass die Regeln, die auch für Gesunde gelten, eingehalten werden: keine Pressatmung, langsame ruckfreie Bewegungen, keine Anspannung von Muskeln, die bei der jeweiligen Übung nicht trainiert werden, insbesondere kein unnötiger Faustschluss! Bei Risikopatienten kann der Anstieg des Blutdrucks durch das Training von jeweils nur einem Arm oder nur einem Bein wegen der halbierten Muskelmasse stark begrenzt werden. Die Beachtung dieser Regeln hält den Anstieg des Drucks in Grenzen und verhütet auf diese Weise Komplikationen. Bei Bluthochdruck mit Komplikationen soll nur mit Zustimmung der behandelnden Ärzte trainiert werden. Die Intensität des Trainings muss im Einzelfall vom Arzt festgelegt werden.

Der Nutzen einer erfolgreichen Trainingstherapie ist deutlich: Der Ruheblutdruck sinkt bei regelmäßigem Training um etwa 5 mm Hg, Alltagsverrichtungen wie Treppensteigen können mit einem geringeren Anteil der verfügbaren Maximalkraft bewältigt werden. Je geringer die Anstrengung, desto geringer der Druckanstieg. Das ist auch für die Risikoabschätzung wichtig: Im Training muss das Herz-Kreislauf-System maximal zweimal pro Woche für 1200 Sekunden (10 Übungen zu je 60 bis 120 Sekunden) einen maßvollen Anstieg des Blutdrucks verkraften. Die übrige Zeit wird es durch einen gut trainierten Körper entlastet.

Verboten ist Krafttraining, ebenso wie Ausdauertraining, bei »instabilen« Herz-Kreislauf-Erkrankungen wie

- *Angina pectoris* (Brustenge) oder Luftnot in Ruhe oder bei körperlicher Belastung;
- Blutdruck über 160 systolisch (oberer Wert), über 100 diastolisch (unterer Wert);
- schweren Herzklappenerkrankungen (Verengung der Aortenklappe!);
- erheblicher Aussackung der Hauptschlagader *(Aortenaneurysma).*

Die bisher größte Untersuchung über das Risiko von Maximalkrafttraining bei Trainierenden mit leichtem bis mittlerem Bluthochdruck wurde an der *Cooper Clinic* in Dallas an 6653 Personen durchgeführt. Herz-Kreislauf-Zwischenfälle wurden nicht beobachtet.

Chronisch obstruktive Atemwegserkrankungen (Chronische Bronchitis, *Asthma bronchiale*, Lungenemphysem)

Atemwegserkrankungen sind gekennzeichnet durch Luftnot, Kurzatmigkeit und eine verminderte körperliche Leistungsfähigkeit. Infekte der Atemwege und der Lungen kommen häufig vor. Das höhere Alter dieser Patienten und die krankheitsbedingte körperliche Schonung führen zum Abbau von Muskelmasse bis hin zu häufig ausgeprägtem Muskelschwund *(Sarkopenie).* Die allgemeine Kraftlosigkeit und die Schwäche der Atemhilfsmuskulatur schränken die Leistungsfähigkeit erheblich ein. Die Atemhilfsmuskulatur verbindet Kopf, Halswirbelsäule, Schultergürtel und Oberarme mit dem Brustkorb und unterstützt die Einatmung, der breite Rückenmuskel *(M. latissimus dorsi)* die Ausatmung. Kraft und Ausdauer dieser Muskeln haben zum Beispiel bei einem anhaltenden Asthmaanfall Einfluss auf die Schwere der Atemnot.

Im Verlauf chronischer Atemwegserkrankungen sind sie durch die Doppelbelastung – sie sind Atemhilfsmuskeln und werden gleichzeitig bei alltäglichen Verrichtungen eingesetzt – besonders gefordert … und damit oft auch *über*fordert. So liegt es nahe, durch Training sowohl der Hilfsmuskulatur als auch der übrigen Muskeln, die allgemeine und spezielle Leistungsfähigkeit der Muskulatur zu steigern.

Atemgymnastik kann bei diesen Erkrankungen nicht durch Krafttraining ersetzt werden. In einer gut angeleiteten Atemgymnastik wird die Kontrolle von Ein- und Ausatmung verbessert, die unvermeidliche Angst bei Atemnot lässt sich eher beherrschen. Trainingstherapie darf sich trotz der großen Wirksamkeit nicht selbst überschätzen. Bei den chronischen Atemwegserkrankungen leistet sie einen begrenzten, aber lohnenden Anteil. Falls wegen der Grunderkrankung häufig oder auf Dauer Cortison (außer zur Inhalation als Dosieraerosol) verwendet wird, ist Krafttraining schon wegen der drohenden »Cortison-Osteoporose« dringend zu empfehlen.

Das Krafttraining gestaltet sich wie folgt: Je nach Schwere der Atemnot beginnen wir mit sechs bis acht Übungen bei geringer bis mittlerer Intensität. Die Länge der Pausen zwischen den Übungen wird von der nötigen Erholungszeit bestimmt. Umfang und Intensität werden gesteigert, wenn die Verträglichkeit es zulässt. Ziel ist auch in dieser Patientengruppe ein Training von mittlerer bis hoher Intensität, da nur für diesen Trainingsmodus eine Stärkung der kraftvollen Typ-II-Fasern (auch im Alter) gesichert ist. Übungsschwerpunkte bilden die Hilfsmuskeln, die Rumpf- und Rückenmuskulatur und die Beinmuskeln. Ergänzendes Ausdauertraining und Atemgymnastik sind anzuraten. Unter Cortison-Medikation gelten daneben dieselben trainingstherapeutischen Regeln wie bei der Behandlung von Osteoporose.

Die Verträglichkeit ist fast immer gut. Der Grund liegt in den Pausen. Während Ausdauerbelastung nur kontinuierlich über eine längere Zeitspanne wirkt, gelten beim Krafttraining Regeln, die den Patienten mit Atemwegserkrankungen entgegenkommen: Optimal ist eine Spannungsdauer pro Übung zwischen 60 und höchstens 150 Sekunden – das schafft auch eine schwache Lunge. Die Länge der Pausen zwischen den einzelnen Übungen ist für den Erfolg weniger wichtig, die vollständige Erholung steht im Vordergrund.

Übergewicht und Adipositas (Fettsucht)

Bei Übergewicht und Fettsucht sind die Empfehlungen für Ernährung und körperliches Training widersprüchlich, denn die Auffassungen darüber, welches der »richtige Weg« ist, sind unterschiedlich. Und sehr unterschiedlich sind auch die Auswirkungen des Trainings in Abhängigkeit von Alter und Geschlecht.

In der Jugend und im mittleren Alter zeigen intensive Ausdauertrainingsprogramme, am besten in Kombination mit eiweißreicher Nahrung, vorübergehend gute Erfolge. Der Preis ist ein Verlust von Muskelmasse. In Zeiten des Hungers sinnvoll, in Zeiten des Überflusses weniger willkommen ist die Tatsache, dass beim Hungern nicht nur die Fettreserven, sondern in großem Umfang auch die Muskulatur als Energielieferant herhalten muss. Nach der Hungerkur ist der Energieverbrauch geringer als zuvor, weil eine geringere Muskelmasse ja auch weniger Grundumsatz bedeutet. (»Grundumsatz« ist die Energiemenge, die der Körper in Ruhe bei Zimmerwärme verbraucht.) Den Erfolg zu halten wird unter diesen energetisch reduzierten Lebensbedingungen schwer. Der bekannte Jojo-Effekt ist zum Teil Folge des Verlusts an Energie verbrauchender Muskelmasse. Dass Gewichtsreduktion durch Diät Muskelmasse abbaut, ist unstrittig. Wichtig ist die Beobachtung, dass auch intensives Ausdauertraining diesen Verlust nicht aufhält. Extremer Ausdauersport zieht sogar Muskelschwund nach sich. Wenn die Energiezufuhr nicht nachkommt, verdaut sich der Körper selbst – eine Perversion von Sport und Trainingstherapie.

Im höheren Alter enttäuschen wissenschaftlich und empirisch alle Versuche, über Ausdauertraining eine Gewichtsreduktion herbeizuführen. Untrainierte ältere übergewichtige Menschen suchen nach dem täglichen Ausdauerprogramm, sofern sie dazu motiviert werden können, umso mehr Ruhe! Der Energieverbrauch über 24 Stunden steigt nicht an. Ältere und alte Menschen haben in der Regel einen großen Teil ihrer Muskelmasse eingebüßt. Untrainierte verlieren zwischen ihrem vierzigsten und ihrem siebzigsten Lebensjahr im Durchschnitt 33 Prozent – also ein Drittel – der ursprünglichen Muskulatur. Ohne vorangehende Rehabilitation der Muskulatur ist die Empfehlung von Ausdauertraining nahezu sinnlos, die Erfolge bleiben regelmäßig weit hinter den Erwartungen zurück. Im Gegensatz dazu wurde schon in den ersten Studien über Krafttraining bei älteren und alten Menschen eine spontane Zunahme der Gehgeschwindigkeit über den ganzen Tag mit entsprechend erhöhtem Energieverbrauch beobachtet. Kraft hat viel mit Bewegungsfreude zu tun; mit der Fähigkeit, sich zu bewegen, und mit der Sicherheit bei ausdauernder Bewegung. Eine gute Muskulatur allein lässt die Pfunde natürlich nicht schwinden, aber sie schafft eine der Voraussetzungen für ein vernünftiges Abspeckprogramm.

Auf diesen Erkenntnissen begründet sich die Empfehlung, in Therapie und Prävention von Übergewicht und Fettsucht Krafttraining in jeder Altersgruppe dauerhaft zu integrieren. Gerade bei starkem Übergewicht halten wir uns an den heute auch von Wissenschaftlern propagierten Grundsatz, dass Fitness vor Gewichtsreduktion kommt. Das Training zielt auf Aufbau und Erhalt von Muskelmasse, dadurch steigt der Grundenergieumsatz, Gelenke und Rücken werden stabiler und oft auch beweglicher, die Bewegungsfreude nimmt zu, Kraft *und* Ausdauer steigen, der Alltag wird aktiver, früher ausgeübte Ausdauersportarten werden reaktiviert, neue erobert. Niedergeschlagenheit, Depression und Einsamkeit können durch erneute soziale Kontakte geringer werden. In anderen Worten: Krafttraining macht eine Bewegungstherapie mit Ausdauerbelastung oft erst möglich, die dann ihre positiven Auswirkungen entfalten kann.

Die Trainingsprogramme bei Übergewicht richten sich nach folgenden Regeln: Angestrebt wird hochintensives Training zwei- bis dreimal pro Woche. Es werden vor allem große Muskelgruppen trainiert. Schwerpunkte sind der Rücken und alle Muskeln, die für den sicheren Stand und die Fortbewegung zuständig sind. Gelenke, die bei ausgeübten oder geplanten Sportarten besonders belastet sind, müssen, am besten vor Beginn neuer Aktivitäten, intensiv trainiert werden. Freude an Bewegung und Schutz vor Überlastung und Verletzung sind die wichtigsten Trainingsziele.

Bei Blockierungen sind Diagnose, Therapie und besonders die Rückfall-Prophylaxe für Ärzte und Therapeuten eine Herausforderung. Die hier vorgestellten Mobilisierungsübungen haben sich im Alltag bewährt und leisten einen wichtigen Beitrag zur langfristigen Besserung von Blockierungsbeschwerden. Sie helfen nur bei korrekter Ausführung. Deshalb sollten Sie sich zu Beginn die Unterstützung eines Physiotherapeuten holen. Viel Erfolg!

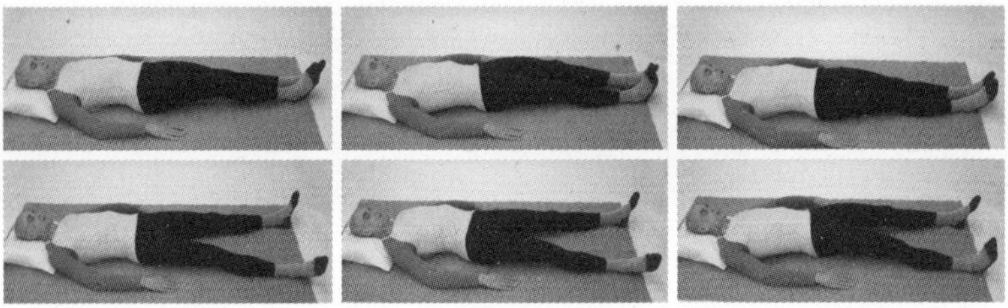

Hüften rauf und runter: In Rückenlage ziehen Sie die Hüften abwechselnd nach oben und unten, ohne dabei die Hüft- und Kniegelenke zu beugen. Die Bewegung findet in der Horizontalebene statt und wird im größtmöglichen Bewegungsumfang durchgeführt – bis zum Anschlag. Das machen Sie mit geschlossenen, dann mit hüftbreit geöffneten und schließlich wieder mit geschlossenen Beinen.

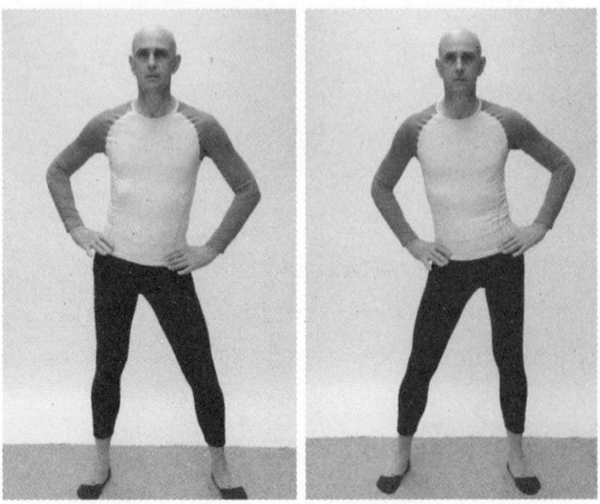

Beim **Ententanz** schwingen Sie Ihre Hüften energisch nach links und rechts bis zum Anschlag. Die Taille knickt dabei ein und die Knie weichen aus. Diese einfache Übung sollten Sie sehr häufig für jeweils zirka 10 Sekunden in Ihren Alltag einbauen.

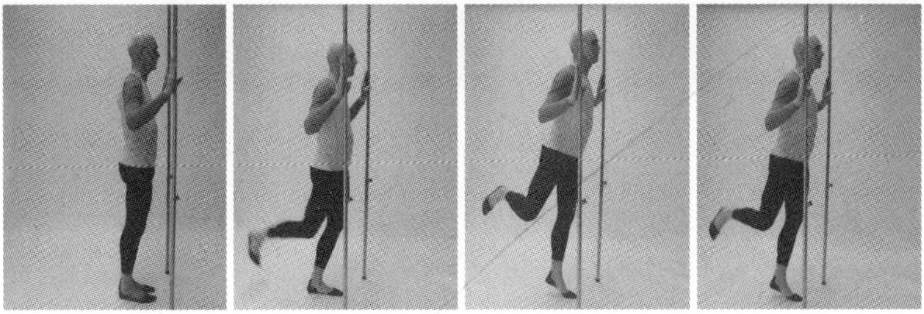

Pendeln ist bei der typischen ISG-Blockierung die Übung mit der größten Effektivität, aber auch anspruchsvoll in der Durchführung. Stellen Sie sich nah an eine geöffnete Tür und greifen Sie in Schulterhöhe an den Türrahmen. Dann holen Sie mit einem Bein nach vorne aus und lassen es locker (!) nach hinten durchschwingen. In dem Augenblick, in dem der Oberschenkel des Schwungbeins hinten an der Hüftgelenkspfanne anstößt, entsteht nach vorne ein Drehmoment auf die Beckenschaufel und mit etwas Glück löst sich das blockierte ISG. Im Moment des Anstoßes sollte sich die Ferse des Standbeins etwas anheben. Dadurch wird der plötzliche Ruck sanfter vom Körper aufgenommen. Mit dem Oberkörper dürfen Sie nicht nach vorne ausweichen und das Schwungbein darf nicht angespannt oder steif sein.

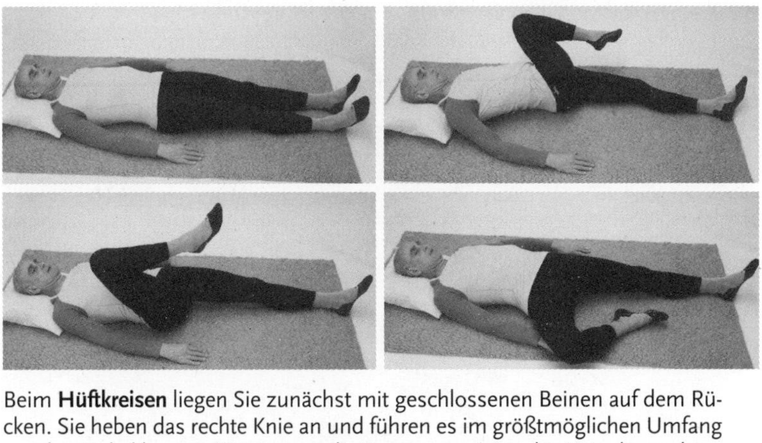

Beim **Hüftkreisen** liegen Sie zunächst mit geschlossenen Beinen auf dem Rücken. Sie heben das rechte Knie an und führen es im größtmöglichen Umfang um den Nabel herum. Sie stoppen die Bewegung, wenn das Knie den rechten Körperrand erreicht hat und lassen dann das Bein so locker wie möglich zur Seite klappen. Der Unterschenkel hängt locker herab, der rechte Fuß erreicht zuerst die Unterlage und das Bein folgt mit einer federnden Bewegung. Dann führen Sie die Bewegung mit dem linken Bein aus. Wichtig für das Verständnis der Übung: die zuerst kontrollierte, geführte Bewegung geht in dem Moment, in dem Sie das Bein zur Seite fallen lassen in eine passive Bewegung über.

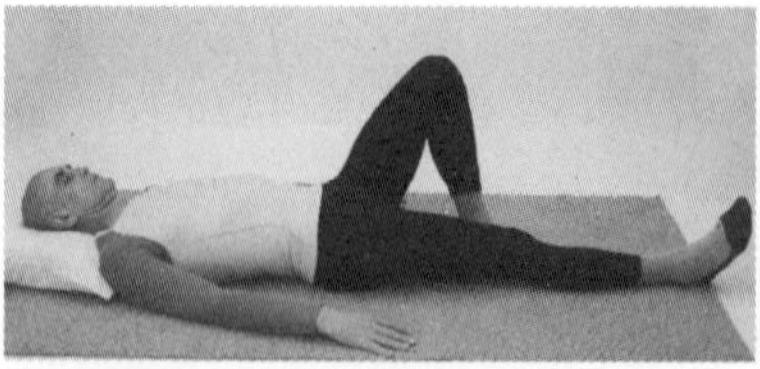

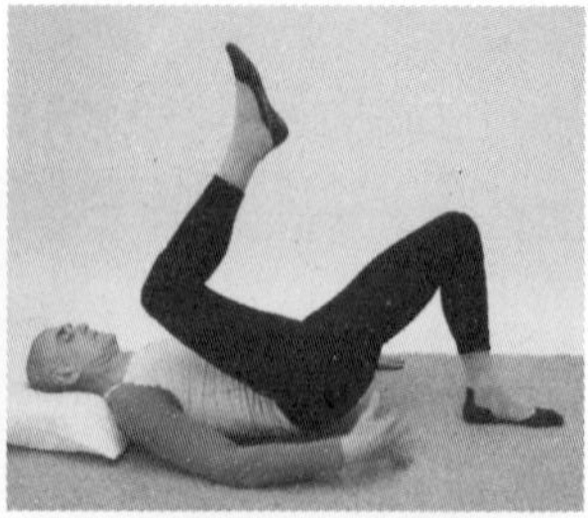

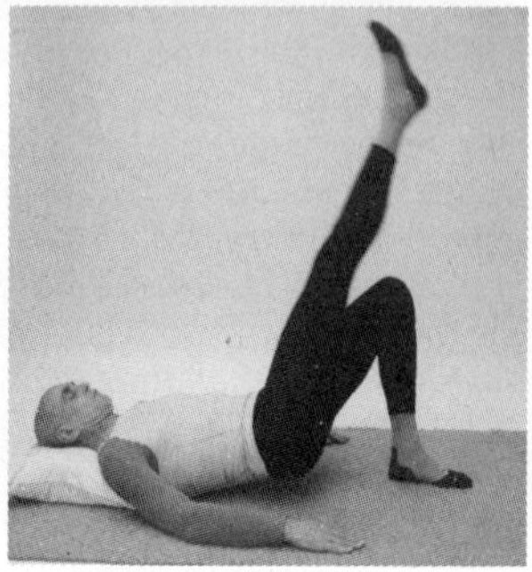

Das **Rad vorwärts** ist eine sehr dynamische Übung für das Kreuz-Darmbein-Gelenk. Sie liegen flach auf dem Rücken, das linke Bein ist so aufgestellt, dass der linke Fuß neben dem rechten Knie auf der Unterlage steht. Dann starten Sie mit dem rechten Bein eine möglichst große Bewegung, wie beim Rad fahren vorwärts. Sie gehen dabei voll in die Hüftbeugung, führen die Bewegung weit nach oben, dann nach unten, beugen schließlich das Knie, um die Bewegung erneut zu beginnen. Nach wenigen Umdrehungen kommt eine dynamische Komponente dazu: Aus der vollen Hüftbeugung heraus lassen Sie Ihr Hüftgelenk nach vorne-oben springen, bremsen die Bewegung ab, gehen wieder langsam in die volle Hüftbeugung und wiederholen diesen kurzen Sprung aus der Hüfte einige Male.

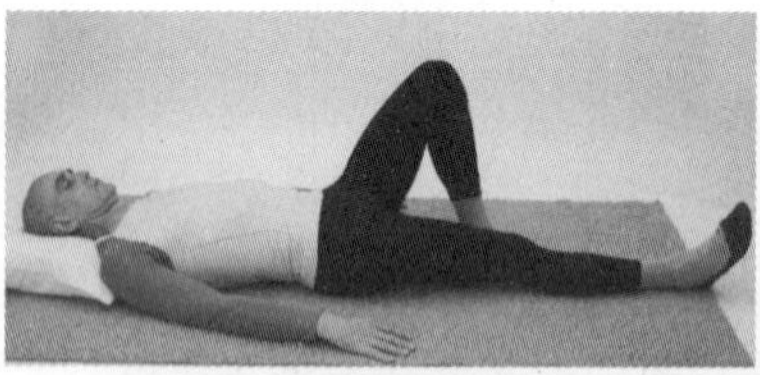

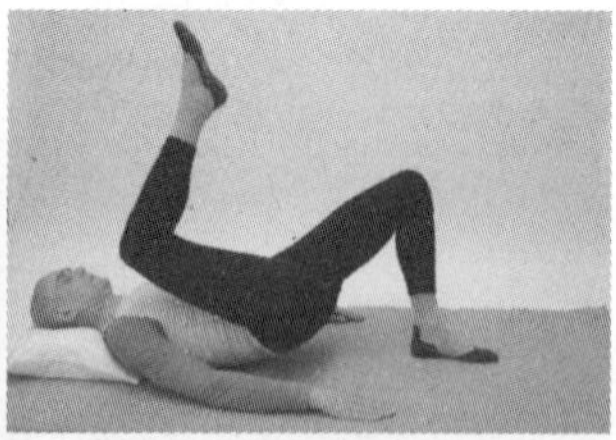

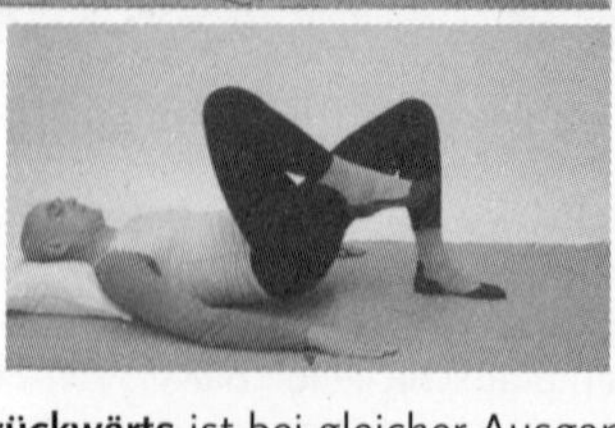

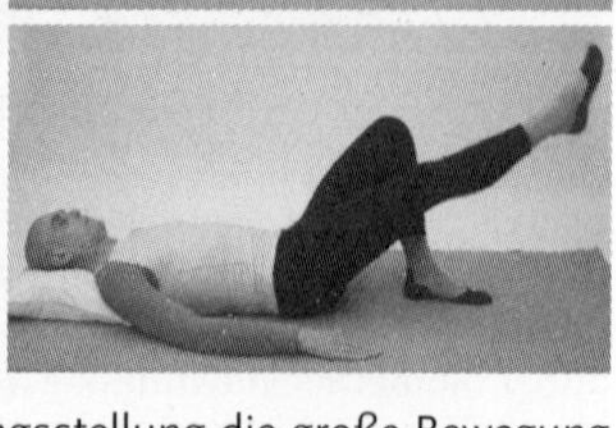

Beim **Rad rückwärts** ist bei gleicher Ausgangsstellung die große Bewegung rückwärts. Sie gehen dabei so weit in die Hüftbeugung, dass Ihr Gesäß von der Unteralge abhebt. Dadurch hebeln Sie am Kreuz-Darmbein-Gelenk und mobilisieren es. Ein dynamisches Element wie beim Rad vorwärts gibt es nicht. Die Bewegung wird langsam und großräumig durchgeführt.

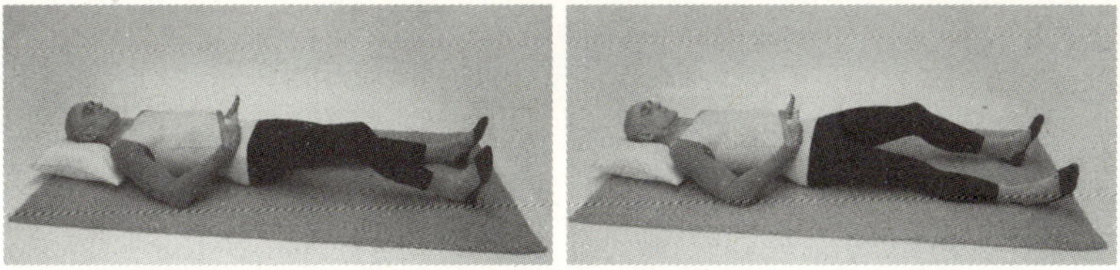

Die **Selbstbehandlungstechnik für die Kreuz-Darmbein-Gelenke*** eignet sich nicht nur zur gezielten Vorbeugung, sondern kann auch aktuelle Blockaden lösen. Sie liegen entspannt auf dem Rücken, die Beine sind hüftbreit geöffnet. Mit der rechten Hand umfassen Sie das rechte Hüftbein von unten, ziehen die Handkanten so weit nach oben, bei gleichzeitigem Druck nach unten, bis Sie einen festen knöchernen Widerstand spüren. Dort haken Sie sich ein und setzen damit einen festen Anker, der es Ihnen erlaubt, durch Druck mit dem Handballen der linken Hand von oben auf das Darmbein eine Spannung im knöchernen Beckenring zu erzeugen. In diese Spannung hinein wirkt eine lockere Bewegung der Oberschenkel – die Knie gehen etwa zehn Zentimeter rauf und runter – sehr gut mobilisierend auf die Beckengelenke. Dann führen Sie die Übung symmetrisch mit Druck auf das Hüftbein nach unten auf der rechten Seite und Gegenzug auf das Darmbein von unten auf der linken Seite durch.

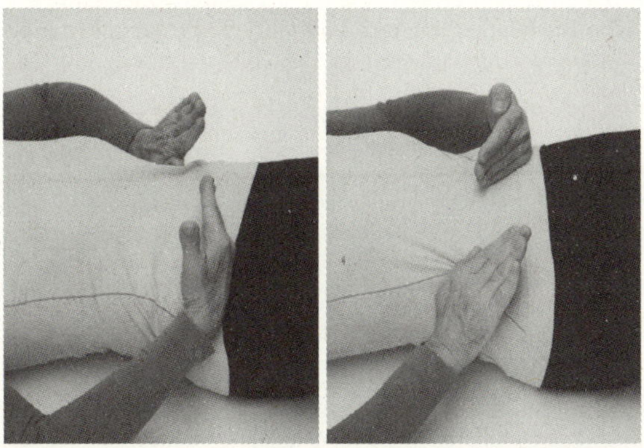

Die **Detailfotos** zeigen die Handhaltung. Schub und Gegenzug sind parallel ausgerichtet. Dadurch optimieren Sie die Wirkung.

Hinweis: Lassen Sie durch eine zweite Person prüfen, welches Bein bei einer ISG-Blockade in der Rückenlage kürzer erscheint. Diese Verkürzung wird durch die Beckenverwringung vorgetäuscht. Nach dieser Voruntersuchung können Sie die Übung gezielt durchführen. Sie schieben auf der verkürzten Seite die Hand nach unten und halten auf der Gegenseite die Spannung nach oben.

* Diese Übung verdanke ich Herrn Dr. Anton Hack, Gaggenau.

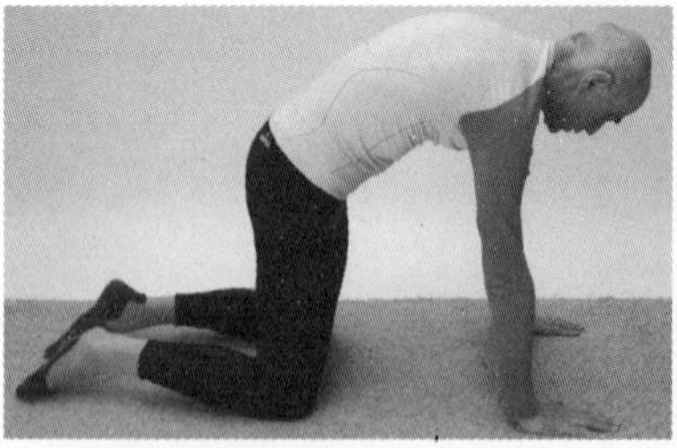

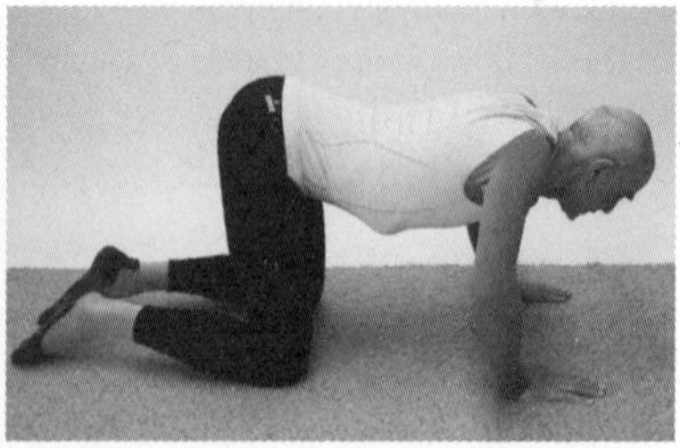

Im **Vierfüßlerstand** (Handgelenke senkrecht unter den Schultergelenken, Kniegelenke senkrecht unter den Hüftgelenken) machen Sie zuerst einen »Katzenbuckel« und atmen tief ein. Dann lassen Sie Ihren Brustkorb zwischen den Schultern durchhängen, federn kräftig nach und atmen dabei aus. Die Ellbogen sind leicht gebeugt, so dass die Arme als federnde Stützen wirken.

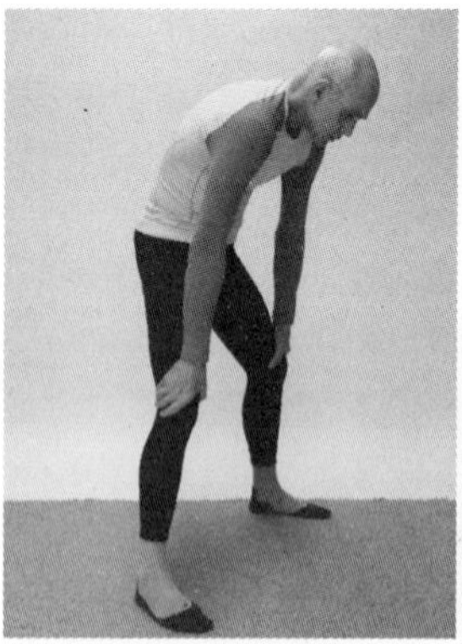

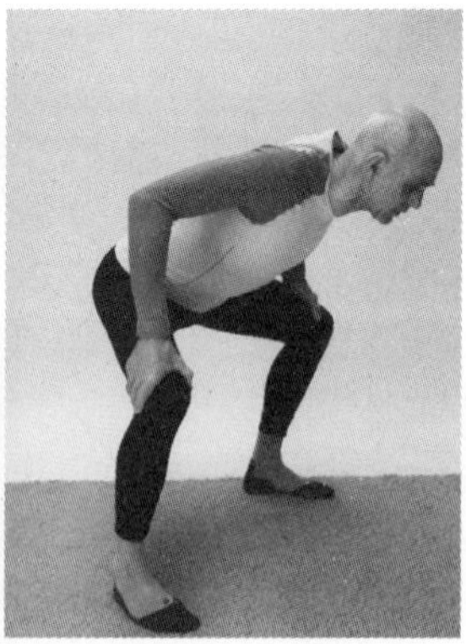

Im **Kniestand** gelingt diese Übung ebenso effektiv. Der Oberkörper muss gut nach vorne gebeugt sein, so dass die Schwerkraft das Durchfedern erleichtert. Im Vierfüßlerstand und im Kniestand werden die Schulterblätter nach hinten gezogen, nicht nach oben!

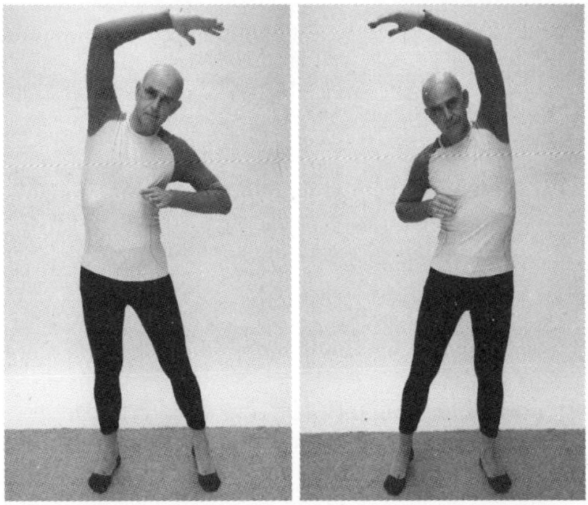

Die Übung **Sterne pflücken** öffnet die Rippen am seitlichen Brustkorb und mobilisiert zugleich BWS- und Rippengelenke. Eine Hand greift soweit wie möglich nach oben und über die Mittellinie, so dass die Rippen am seitlichen Brustkorb bestmöglich gespreizt werden. Es entsteht eine deutliche Spannung. Unterstützt wird das Öffnen der Rippen durch die Hand, die auf der Gegenseite durch kräftigen Druck das Spreizen der Rippen unterstützt.

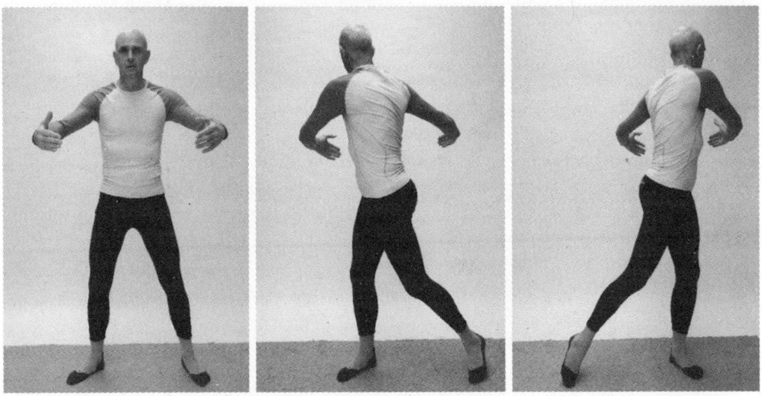

Beim **Seitschwingen** werden die gesamte Brustwirbelsäule sowie alle Rippengelenke mobilisiert und zugleich das Gleichgewicht geschult. Sie sollten diese dynamische Übung nur im Stehen durchführen, wenn Sie sich dabei sicher fühlen. Ecken und Kanten sollten außer Reichweite sein, da ein Sturz nicht ausgeschlossen ist. Für sicheren Stand sorgen Sie durch eine breite Grätsche. Bei leicht gebeugten Knien ist der Schwerpunkt gering nach vorne verlagert. Mit hängenden Schultern halten Sie beide Arme vor dem Brustkorb. Jetzt holen Sie nach einer Seite aus und schwingen kräftig zur Gegenseite bis zum Anschlag durch. Die Gegenbewegung wird durch die gespeicherte Weichteilspannung eingeleitet und Sie merken, dass Ihre Arme Sie wie ein Fliehkraftmotor zur Gegenseite ziehen. Sie sollten immer in Bewegungsrichtung blicken, um bei dieser schwungvollen Übung das Gleichgewicht zu halten. Wenn Sie die Schultern zu hoch halten verliert sich der Effekt in den Schulterblättern und gelangt nicht bis in die Rippen- und Wirbelenke.

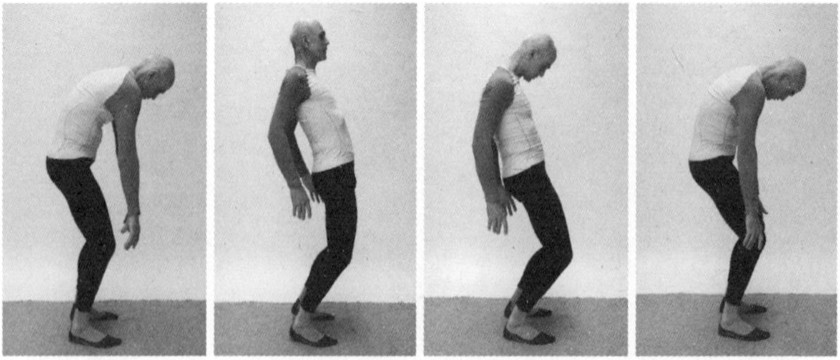

Die **Welle** ist eine Bewegung, die durch den gesamten Körper fließt. Zu Beginn halten Sie den Rücken krumm. Kopf, Schultern und Arme hängen locker herab. Dann ziehen Sie Schultern und Arme zuerst nach oben, dann nach hinten und drücken die Brust nach vorne heraus. Schultern und Arme tauchen dann nach unten ab und zugleich rollen Sie den Rücken energisch ein. Am Ende dieser absteigenden Bewegung ziehen Sie die Schultern zuerst nach vorne, dann nach oben und öffnen dabei den Brustkorb. Die locker gebeugten Knie folgen dem harmonischen Bewegungsablauf. Diese Übung dürfen Sie nicht mit »Schulterkreisen« verwechseln. Das Zentrum der Bewegung liegt im Brustkorb und drückt sich in der Auslenkung der Wirbelsäule nach vorne (Brust raus) und hinten (Rundrücken) aus.

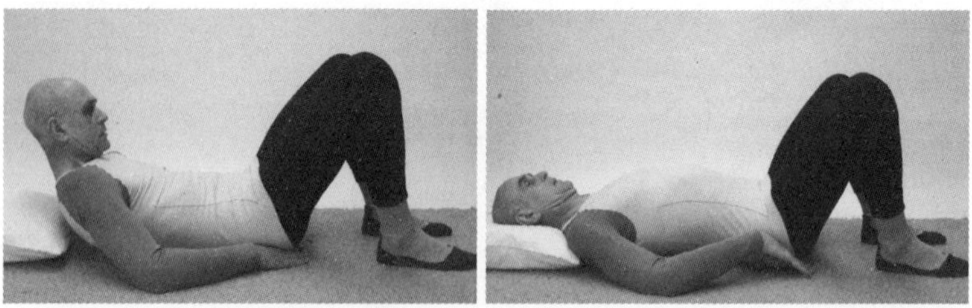

Bei der **Mobilisierung im Liegen** krümmen Sie den oberen Rücken und ziehen zugleich die Schultern kräftig nach vorne. Anschließend ziehen Sie die Schultern nach hinten und drücken die Brust nach vorne heraus. Die Übung gelingt besser, wenn Sie sich mit den Unterarmen auf der Unterlage abstützen.

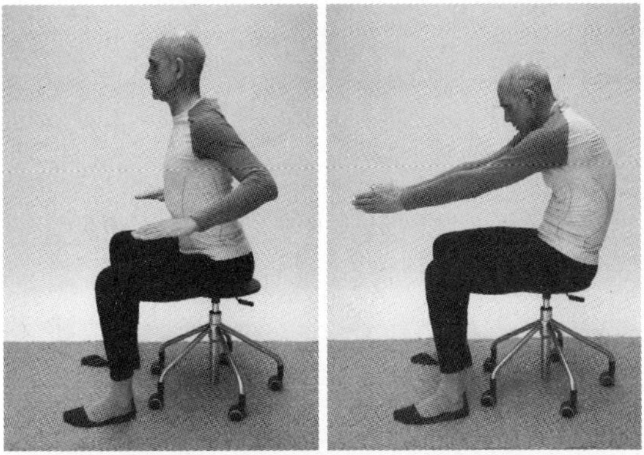

Die Übung **Brust raus** ist einfach auszuführen. Bei hängenden Schultern drücken Sie die Brust nach vorne heraus und federn mit den gebeugten Ellbogen kräftig nach hinten. Anschließend strecken Sie die Arme nach vorne und krümmen intensiv Ihren Rücken.

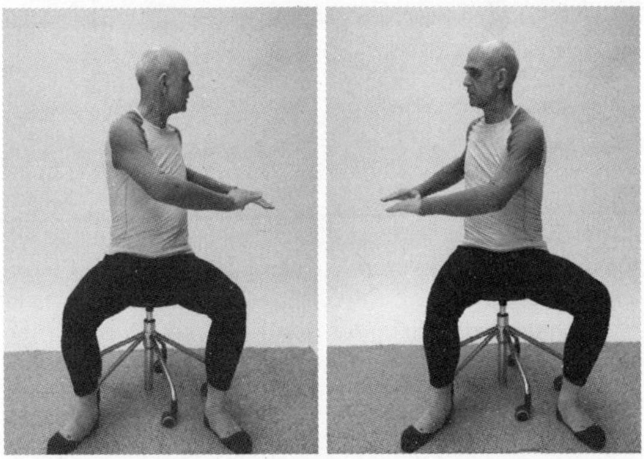

Beim **Seitschwingen im Sitzen** schwingen Sie den Oberkörper bis zum Anschlag nach beiden Seiten durch. Ihr Blick folgt der Bewegung und die Schultern hängen herab, da der mobilisierende Effekt in den Schulterblättern sonst stoppt und weder Wirbel- noch Rippengelenke erreicht. Diese Übung empfiehlt sich, wenn die Übung »Seitschwingen im Stehen« nicht gelingt oder wegen Sturzgefahr zu gefährlich ist.

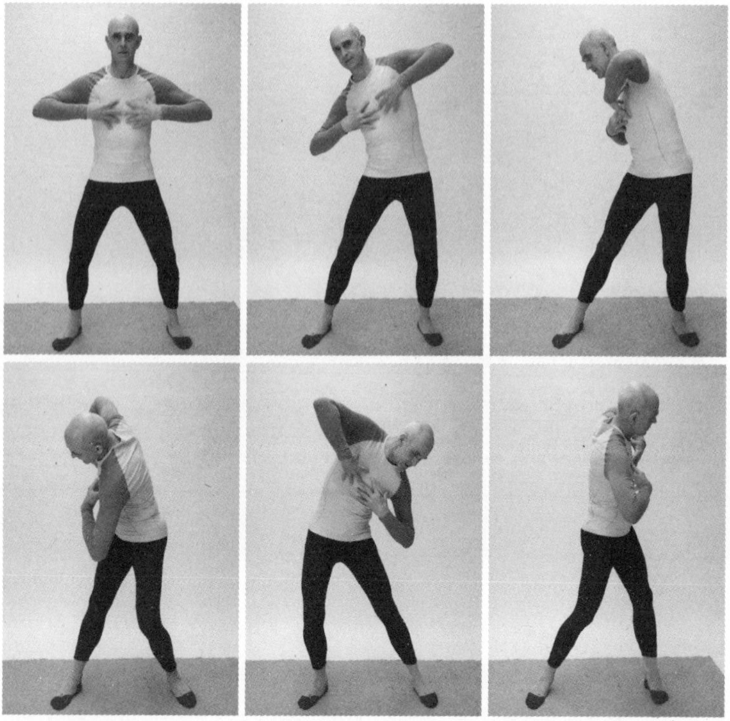

Der **Flieger*** ist eine sehr wirksame aber anspruchsvolle Übung. Sie benötigen einen sicheren Stand mit breiter Grätsche und leicht gebeugten Knien. Den Schwerpunkt verlagern Sie etwas nach vorne. Diesen Sicherheitsstand brauchen Sie, um bei dieser turbulenten Übung das Gleichgewicht zu halten.
Ihre Hände legen Sie bei hängenden Schultern und abgespreizten Armen an oder unter die Brust. Jetzt neigen Sie den Brustkorb nach rechts und drehen den Oberkörper so weit wie möglich zur gleichen Seite. Erst am Ende (!) dieser Bewegung kippen Sie den Brustkorb nach links und leiten die Drehbewegung nach links ein. Wieder am Ende der Drehung ändern Sie erneut die Seitneigung und führen diese Bewegungen mehrfach fort. Häufig wird die Seitneigung bereits während der Drehung aufgehoben und die Übung damit unwirksam. Wenn Sie die Bewegung aus den Schultergelenken holen geht die Übung am Zweck vorbei, da die Rippen- und Wirbelgelenke mobilisiert werden sollen, nicht die Schultergelenke. Schließlich hängt der Erfolg davon ab, dass Seitneigung und Drehung bestmöglich ausgeschöpft werden. Machen Sie die Übung bis Sie den Bewegungsablauf gelernt haben vor dem Spiegel. So erkennen Sie leichter die anfangs unvermeidlichen Fehler.

* Diese Übung verdanke ich Herrn Dr. Anton Hack, Gaggenau.

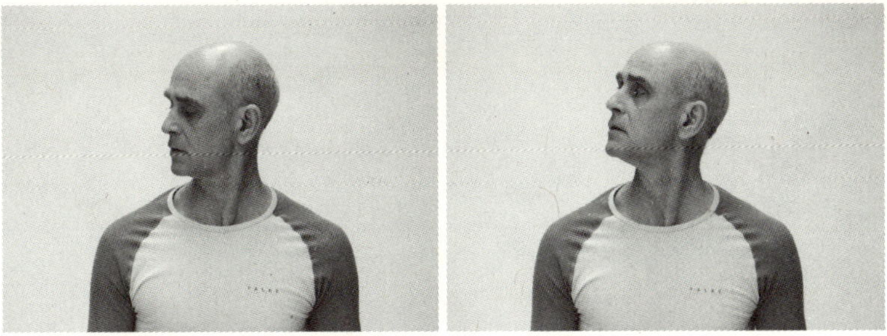

Bei der Übung **Nicken** drehen Sie den Kopf so weit wie möglich zu einer Seite und nicken mit dem Kopf wie beim Grüßen. Durch die vollständige Drehung ist die Halswirbelsäule unterhalb des zweiten Wirbels »verriegelt«, so dass nur die Nickbewegung zwischen Schädel und erstem Halswirbel möglich ist.

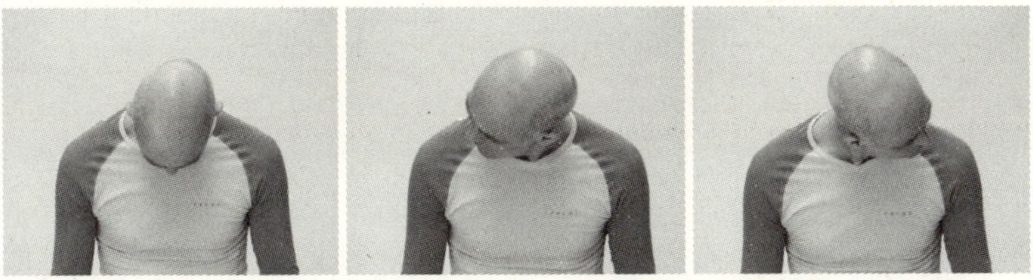

Beim **Schwingen** lassen Sie den Kopf nach vorne hängen und verriegeln damit die Gelenke unterhalb des zweiten Halswirbels. Sie lassen den Kopf bis zum Anschlag nach beiden Seiten durchschwingen und mobilisieren damit die Gelenke zwischen erstem und zweitem Wirbel.

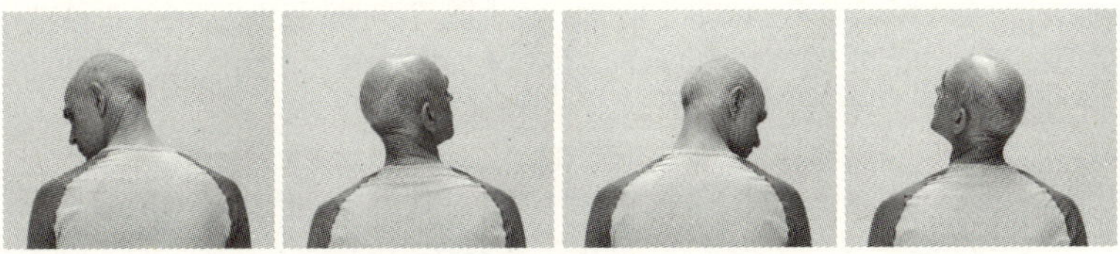

Mit der Übung **Himmel und Hölle** mobilisieren Sie alle Halswirbelgelenke unterhalb des zweiten Wirbels. Sie blicken zuerst nach links unten und drehen dabei den Kopf in Blickrichtung. Dadurch öffnen Sie die Halswirbelgelenke auf der rechten Seite. Dann führen Sie Ihren Blick und Ihren Kopf so weit wie möglich nach rechts oben. Anschließend machen Sie die gleiche Übung für die linke Seite. Die Bewegungen laufen also über die Diagonalen. Das Öffnen der Gelenke ist schonend und kann mit Nachdruck geschehen. Das Schließen der Gelenke kann zu Reizungen führen und soll behutsam ausgeführt werden.

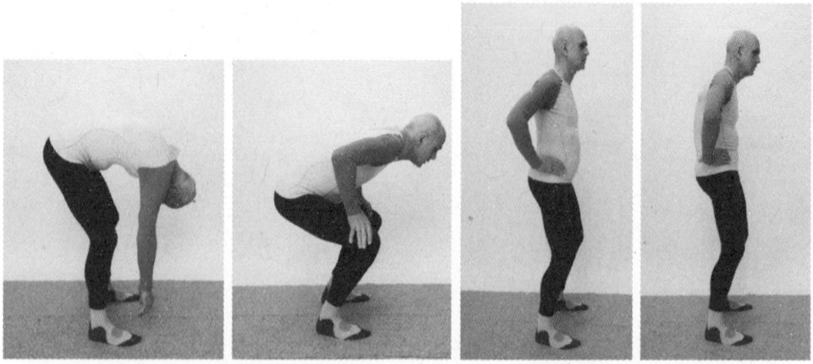

Bei der Übung **Aushängen** öffnen sich die Wirbelgelenke. Lassen Sie dabei Oberkörper, Schultern, Arme und den Kopf frei hängen. Leichtes Wippen verstärkt den mobilisierenden Effekt. Um wieder in die Ausgangsstellung zu gelangen, gehen Sie zuerst in die tiefe Hocke und stützen sich beim Aufstehen mit Armen und Händen auf den Oberschenkeln ab.

Beim **Becken kippen** werden die Gelenke der Lendenwirbelsäue geöffnet und geschlossen. Sie umfassen dabei Ihre Hüften und unterstützen mit beiden Händen die Bewegung, bei der Sie mehrfach vom Hohlkreuz in einen tiefen Rundrücken wechseln.

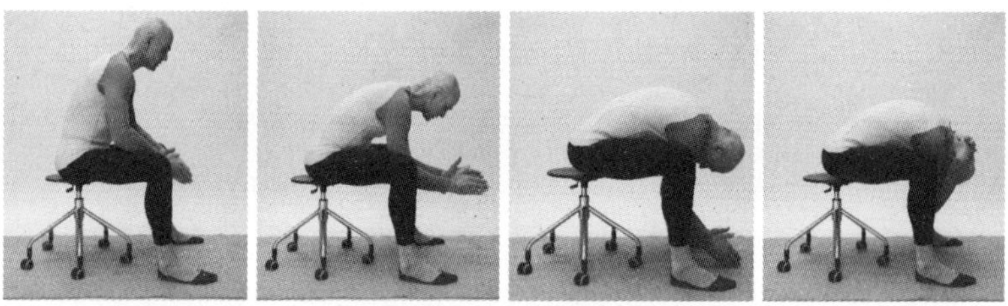

Noch intensiver wirkt das **Aushängen im Sitzen**. Abgestützt auf den Oberschenkeln gleitet der Oberkörper zwischen den geöffneten Beinen nach unten. Die Finger werden verschränkt und die Hände im Nacken eingehakt. Unter dem Einfluss der Schwerkraft öffnen sich die Wirbelgelenke maximal. Bleiben Sie etwa zehn Sekunden in dieser Position.

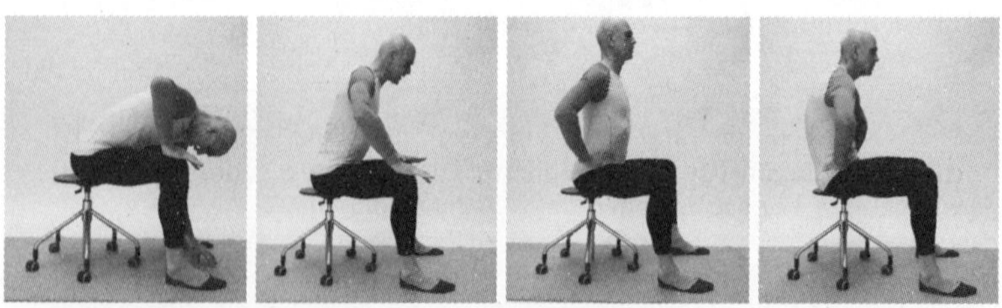

Beim Wiederaufrichten entlasten Sie die Wirbelsäule, indem Sie sich mit den Händen am Boden und auf den Oberschenkeln abstützen. Anschließend kippen Sie das Becken wie oben beschrieben.

GUTE REISE – EIN SCHLUSSWORT

Eine gute Reise in Richtung »Gesundheit« wünsche ich Ihnen, liebe Leserinnen und Leser, trotz unseres derzeitigen Gesundheitssystems. Für den einzelnen Menschen ist es eigentlich leicht, die Weichen für eine deutlich verbesserte Gesundheit zu stellen. Es gilt nur ein paar einfache Regeln einzuhalten:

- auf das Rauchen von Tabak und auf den Konsum anderer Drogen verzichten;
- Wein oder Bier mit Freude, aber mäßig genießen;
- gesund essen und
- regelmäßig Sport treiben, begleitet und ergänzt durch Krafttraining.

Aber warum halten sich nur so wenige Menschen an diese einfachen Regeln und wie könnte es gelingen, aus einer gesund und lange lebenden Minderheit eine Mehrheit zu machen? Hier möchte ich Ihnen meine Antworten auf diese Fragen geben:

- Die Wissenschaft hat erst in den letzten fünfundzwanzig Jahren die Grundlagen für sinnvolle Empfehlungen zu einer gesunden Lebensweise geschaffen.
- Eine gesunde Lebensweise ist in unserer Kultur nicht verankert.
- Eine Änderung des Lebensstils ist mühsam, erfordert Bildung durch sachliche Information, reichlich Motivation und (professionelle) Unterstützung.

- Politik, Gesundheitsbehörden, gesetzliche Krankenkassen und private Krankenversicherungen, Schulen, Kliniken, Ärzte und Therapeuten setzen das vorhandene Wissen nicht oder nur unzureichend um.
- Viele Maßnahmen erreichen nur immer wieder diejenigen, die schon gesund leben.
- Bildung für Gesundheit kann am besten in Kindergärten und Schulen vermittelt werden; sie müssen diesen Auftrag erhalten und entsprechend ausgestattet werden.
- Hausärzte und Fachärzte müssen die engen Grenzen der durch Medikamente und Operationen dominierten Medizin sprengen. Der Lebensstil eines Menschen entscheidet wesentlich stärker, ob er gesund oder krank ist, als die Frage, welches Medikament für dieses oder jenes Leiden geeigneter wäre. Ärztinnen und Ärzte müssen auch qualifizierte Berater in Sachen »gesunder Lebensstil« sein und dafür angemessen honoriert werden.

In den letzten Jahren waren Gesundheitsthemen in Zeitungen, Illustrierten und anderen Medien sehr stark vertreten. Während solche Beiträge früher inhaltlich oft dünn oder sachlich falsch waren, machen sich heute zunehmend die mittlerweile fundierten Erkenntnisse der Wissenschaft bemerkbar. Die Informationen, die Sie aus den Medien bekommen, sind verlässlicher geworden.

Am besten gestalten Sie Ihre persönliche »Gesundheitsreform«. Vielleicht folgen Ihnen eines Tages Ihre Berater und das Gesundheitswesen auf diesem Weg.

ANHANG

LITERATURVERZEICHNIS

Sämtliche »Position Stands« des *American College of Sports Medicine* (ACSM) erhalten Sie über die Homepage von *Medicine & Science* unter »Sports & Exercise«: www.acsm-msse.org

American College of Sports Medicine: *Position Stand* vom 1. Juni 1998: »The recommended quantity and quality of exercise for developing and maintaining cardiorespiratory and muscular fitness and flexibility in healthy adults«, *Medicine & Science,* unter »Sports & Exercise«

American College of Sports Medicine: *Position Stand* vom 1. März 2004: »Exercise and Hypertension«, *Medicine & Science,* unter »Sports & Exercise«

American College of Sports Medicine: *Position Stand* vom 1. Juli 2000: »Exercise and Type 2 Diabetes«, *Medicine & Science,* unter »Sports & Exercise«

American College of Sports Medicine: *Position Stand* vom 1. Dezember 2001: »Appropriate Intervention Strategies for Weight Loss and Prevention of Weight Regain for Adults«, *Medicine & Science,* unter »Sports & Exercise«

American College of Sports Medicine: *Position Stand* vom 1. November 2004: »Physical Activity and Bone Health«, *Medicine & Science,* unter »Sports & Exercise«

American Association of Cardiovascular and Pulmonary Rehabilitation: *Guidelines for cardiac rehabilitation and secondary prevention.* Human Kinetics, Champaign 1999

Carpenter, D.; Nelson, B.: »Low back strengthening for the prevention and treatment of low back pain«, in *Medicine & Science in Sports & Exercise,* Volume 31, 1999, Nr. 1, Seite 18–24

Dachverband Deutschsprachiger Wissenschaftlicher Gesellschaften für

Osteologie (DVO), in der jeweils aktuellen Fassung über www.bergmannsheil.de/leitlinien-dvo, oder als Osteoporose-Leitlinie (Langfassung), Schattauer Verlag, 2006
Füeßl, H. S.: »Auf der Flucht vor den Altersrisiken«, in *MMW-Fortschr.* Med. Nr. 23/2007 (149. Jg.)
Feigenbaum, M.; Pollock, M.: »Prescription of resistance training for health and disease«, in *Medicine & Science in Sports & Exercise*, Volume 31, 1999, Nr. 1, Seite 38–45
Graves, J.; Franklin, B., *Resistance training for health and rehabilitation.* Human Kinetics, Champaign 2001
Grönemeyer, D.: *Mein Rückenbuch. Das sanfte Programm zwischen High Tech und Naturheilkunde.* Zabert Sandmann Verlag, 2004
Kieser, W. (Hrsg.): *Krafttraining in Prävention und Therapie.* Huber Verlag, 2006
Kieser, W.: *Ein starker Körper kennt keinen Schmerz. Gesundheitsorientiertes Krafttraining nach der Kieser-Methode.* Heyne Verlag, 2007
Kieser, W.: *Die Seele der Muskeln. Krafttraining jenseits von Sport und Show.* Walter Verlag, 1999
Krämer, Jürgen; Wilcke, Andreas; Krämer, Robert: *Wirbelsäule und Sport. Empfehlungen von Sportarten aus orthopädischer und sportwissenschaftlicher Sicht.* Deutscher Ärzte-Verlag, 2005
Layne, J.: »The effects of progressive resistance training on bone density: a review«, in *Medicine & Science in Sports & Exercise,* Volume 31, 1999, Nr. 1, Seite 25–37
Laser, Dr. med. Tom: *Muskelverspannung und Rückenschmerz.* Thieme Verlag, 1996
Linnenbaum, F.: »Muskulatur und Stoffwechsel – eine umfassende Übersicht über die Auswirkungen von Krafttraining auf Stoffwechselvorgänge«, in *Orthopädische Praxis* 36, 1999, Seite 514–534
Nelson, B.: »Can spinal surgery be prevented by aggressive strengthening exercises? A prospective study of cervical and lumbar patients«, in *Arch Phys Med Rehabil*, 1999 Volume 80
Rusch, H.; Weineck, J.: *Sportförderunterricht, Schriftenreihe zur Praxis der Leibeserziehung und des Sports*, Band 137, Verlag Hofmann
Schirrmacher, F.: *Das Methusalem Komplott.* Blessing Verlag, 2004
Wirth, C.; Bischoff, H.: *Praxis der Orthopädie.* Georg Thieme Verlag, 2001
Worm, Nicolai: *Täglich Fleisch. Auch der Mensch braucht eine artgerechte Ernährung.* Hallwag Verlag, 2002

QUELLENNACHWEIS

S. 7: © Dr. Nicolai Worm

S. 18, 75: Dieter Jeschke, Karl-Heinz Zellberger © Rustemeyer J. Die Rehabilitation des älteren Behinderten. In: Platt D. Altersmedizin Stuttgart, New York: Schattauer 1997, 246–76

S. 139: © Prof. Dr. Dietrich Grönemeyer: Mein Rückenbuch. Das sanfte Programm zwischen High Tech und Naturheilkunde. Zabert Sandmann Verlag 2004

S. 30, 70, 73, 77, 89, 97, 146, 144, 145, 147, 158 l., 167, 195: © Kieser Training, mit freundlicher Genehmigung

S. 26, 27, 28, 49, 99, 113, 190, 191, 192, 194, 203, 205, 211, 212: Illustrationen von Geoffrey Cox © Dr. Martin Weiß

S. 140, 160, 161, 169, 173, 181, 199: © Dr. Martin Weiß

S. 158 r., 162: © Janina Weiß

S. 224–234: © Dr. Martin Weiß

BÜCHER VON WERNER KIESER

Werner Kieser: *Die Seele der Muskeln.* Walter Verlag 1997

Werner Kieser: *Ein starker Körper kennt keinen Schmerz.* Heyne 2000

Werner Kieser: *Full Strength.* Martin Dunitz 2002

Werner Kieser: *Kieser Training für Frauen.* Knaur 2003

Werner Kieser: *Gesundheit kennt kein Alter – Kieser Training für Einsteiger.* Heyne 2005

Werner Kieser: *Das Kieser Training.* Irisiana 2005

Werner Kieser und weitere Autoren: *Krafttraining in Prävention und Therapie.* Hans Huber Verlag 2006

Werner Kieser: *Die Entdeckung des Eisens.* Econ 2008